Docteur Robert COULOMB

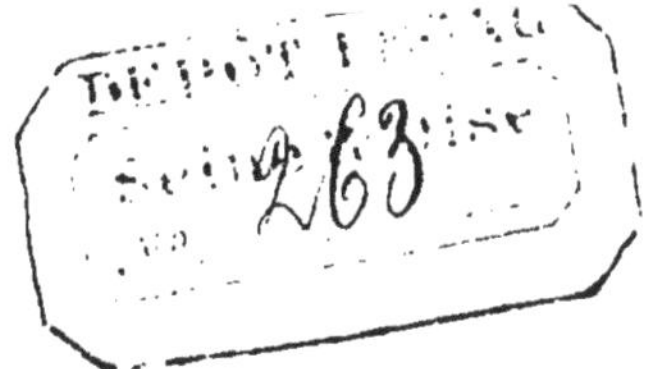

L'ŒIL ARTIFICIEL

27 PLANCHES PHOTOGRAPHIQUES ET 12[illegible] FIGURES

J.-B. BAILLIÈRE ET FILS

L'ŒIL ARTIFICIEL

L'ŒIL ARTIFICIEL

PAR

Le Docteur Robert COULOMB

OCULARISTE DE L'ASSISTANCE PUBLIQUE,
DES CLINIQUES OPHTALMOLOGIQUES DES FACULTÉS DE MÉDECINE DE PARIS ET DE BORDEAUX
DE LA CLINIQUE NATIONALE DES QUINZE-VINGT,
DE LA FONDATION OPHTALMOLOGIQUE DE ROTHSCHILD,
ANCIEN EXTERNE DES HOPITAUX ET DE LA CLINIQUE OPHTALMOLOGIQUE
DE L'HOTEL-DIEU DE PARIS
(Médaille de Bronze de l'Assistance Publique).

« Les trois poincts ausquels s'exercent les opérations de chirurgie sont joindre le séparé, oster le superflu, séparer le continu. Reste en bref le quatriesme qui est adjouster ce qui défaut naturellement ou par accident. »

(AMBROISE PARÉ.)

Avec 27 planches photographiques et 123 figures

PARIS

J.-B. BAILLIÈRE ET FILS
19, RUE HAUTEFEUILLE

CHEZ L'AUTEUR
28, RUE VIGNON

1905

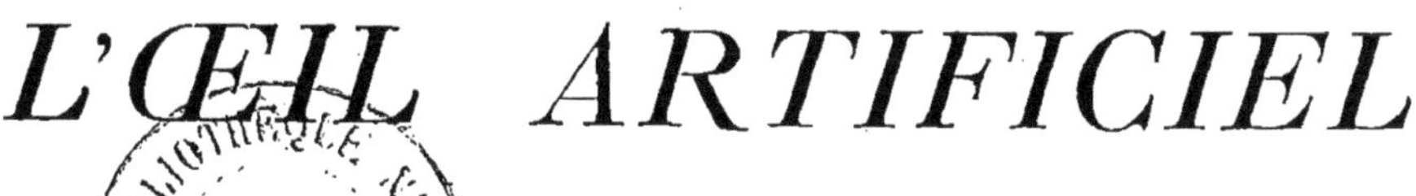

L'ŒIL ARTIFICIEL

PAR

Le Docteur Robert COULOMB

OCULARISTE DE L'ASSISTANCE PUBLIQUE,
DES CLINIQUES OPHTALMOLOGIQUES DES FACULTÉS DE MÉDECINE DE PARIS ET DE BORDEAUX
DE LA CLINIQUE NATIONALE DES QUINZE-VINGT,
DE LA FONDATION OPHTALMOLOGIQUE DE ROTHSCHILD,
ANCIEN EXTERNE DES HOPITAUX ET DE LA CLINIQUE OPHTALMOLOGIQUE
DE L'HOTEL-DIEU DE PARIS
(Médaille de Bronze de l'Assistance Publique).

« Les trois poincts ausquels s'exercent les opérations de chirurgie sont joindre le séparé, oster le superflu, séparer le continu. Reste en bref le quatriesme qui est adjouster ce qui défaut naturellement ou par accident. »

(AMBROISE PARÉ.)

Avec 27 planches photographiques et 123 figures

PARIS

J.-B. BAILLIÈRE ET FILS
19, RUE HAUTEFEUILLE

CHEZ L'AUTEUR
28, RUE VIGNON

1905

L'ŒIL ARTIFICIEL

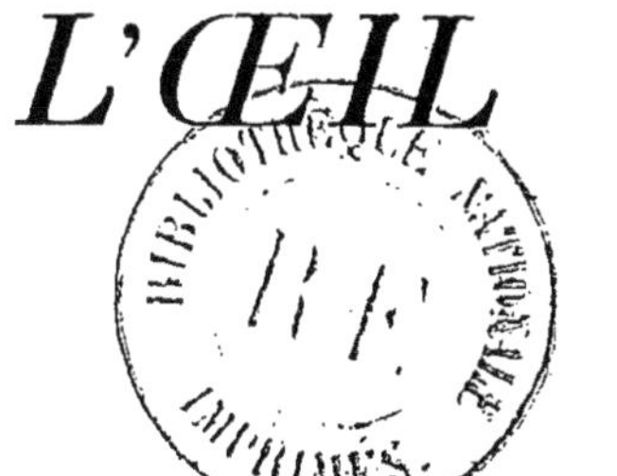

PAR

Le Docteur Robert COULOMB

OCULARISTE DE L'ASSISTANCE PUBLIQUE,
DES CLINIQUES OPHTALMOLOGIQUES DES FACULTÉS DE MÉDECINE DE PARIS ET DE BORDEAUX
DE LA CLINIQUE NATIONALE DES QUINZE-VINGT,
DE LA FONDATION OPHTALMOLOGIQUE DE ROTHSCHILD,
ANCIEN EXTERNE DES HOPITAUX ET DE LA CLINIQUE OPHTALMOLOGIQUE
DE L'HOTEL-DIEU DE PARIS
(Médaille de Bronze de l'Assistance Publique).

« Les trois poincts ausquels s'exercent les opérations de chirurgie sont joindre le séparé, oster le superflu, séparer le continu. Reste en bref le quatriesme qui est adjouster ce qui défaut naturellement ou par accident. »

(AMBROISE PARÉ.)

Avec 27 planches photographiques et 123 figures

PARIS

J.-B. BAILLIÈRE ET FILS
19, RUE HAUTEFEUILLE

CHEZ L'AUTEUR
28, RUE VIGNON

1905

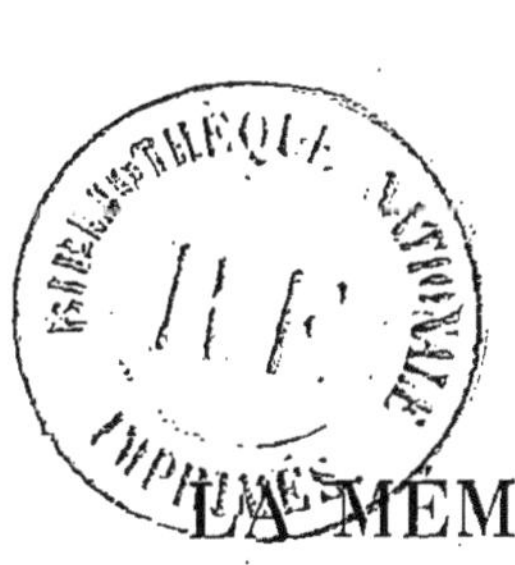

A

LA MÉMOIRE DE MON PÈRE

AVANT-PROPOS

Notre thèse nous fournit l'occasion, que nous saisissons avec empressement, de rendre à tous nos maîtres un hommage public, et de dire bien haut la reconnaissance que nous avons pour eux et que nous sommes heureux de leur manifester.

M. le professeur De Lapersonne a eu la grande bonté de nous conserver pendant deux années dans son magnifique service de l'Hôtel-Dieu en qualité d'externe. Qu'il veuille bien nous permettre de lui dire combien ce temps nous a paru court, grâce à l'attrait toujours nouveau de son enseignement clinique et à l'ampleur qu'il y sait introduire. Il est presque superflu de parler de sa bienveillance si connue; elle ne s'est jamais ralentie pour nous, et il nous en donne encore une preuve aujourd'hui, en acceptant la présidence de notre thèse. Tous nos remercîments ne sont qu'un faible témoignage de notre reconnaissance pour lui.

M. le Dr Morax, ophtalmologiste des hôpitaux, nous a fait le grand honneur de nous accueillir dans son service de l'hôpital Lariboisière, où nous avons accompli une année d'externat. Pendant ce temps si restreint, nous avons pu apprécier la sûreté de sa méthode scientifique, et, en outre de beaucoup d'autres, acquérir chez lui des notions bactériologiques qui nous seront très précieuses dans le cours de notre carrière. Nous n'espérons pas que le gré que nous lui en savons nous libérera de la gratitude que nous lui avons vouée.

Une heureuse bonne fortune nous a permis de faire un remplacement d'externe chez M. le Dr Huchard, médecin de l'hôpital Necker membre de l'Académie de médecine. L'année que nous avons passée chez lui nous fut au plus haut degré profitable, car la précision de son enseignement, dans lequel la simplicité s'allie à tant de largeur, nous a fait toucher du doigt tout l'intéret et le puissant attrait de la médecine générale. M. le Dr Huchard ne fut pas seulement pour nous le maître vénéré; il a bien voulu nous suivre pendant le cours de nos études et nous être un protecteur aussi bienveillant qu'infatigable. Qu'il soit assuré de notre très respectueux attachement, dont la durabilité lui sera un gage de notre reconnaissance.

Nous avons eu, au cours de nos études, le malheur de perdre une affection particulièrement chère. Nous ne pouvons songer à la tristesse de ces moments sans penser que leur douleur a été atténuée, dans la mesure du possible, par le dévoûment sans bornes des Drs Huchard, Chevalier, Soupault, Marciguey et Langle, et par le concours précieux qu'a bien voulu nous prêter le Dr Cunéo, chirurgien des hôpitaux, professeur agrégé à la Faculté.

Bien que nous n'ayons pas été l'élève aussi immédiat de MM. Rochon-Duvigneaud et Terrien, ophtalmologistes des hôpitaux, nous les avons cependant approchés d'assez près pour les admirer et pouvoir profiter de leur enseignement, pour lequel nous les prions d'accepter nos très sincères remercîments. A tous ceux qui ont guidé nos premiers pas dans nos études médicales, MM. Bazy, Picqué, Chevalier, Ombrédanne, chirurgiens des hôpitaux, Mauclaire, chirurgien des hôpitaux, professeur agrégé à la Faculté, nous envoyons ici l'expression de notre reconnaissance. Nous gardons un souvenir ému à notre regretté maître le Dr Soupault, médecin des hôpitaux.

Nous serions injuste si nous n'apportions pas notre tribut d'hommages à tous ceux qui, en dehors de nos maîtres dans les hôpitaux, nous ont affectueusement reçu et conseillé. C'est d'abord M. le Dr Landolt, dont l'accueil amical et tout paternel ne saurait nous faire oublier la haute conscience scientifique et morale ; notre respectueux dévoûment lui est tout acquis. MM. les Drs Trousseau, Chevallereau, Kalt et Valude, médecins des Quinze-Vingts, nous ont toujours ouvert généreusement l'entrée de leurs beaux services. Nous n'oublierons jamais cette marque de sympathie qu'ils ont daigné nous donner.

MM. les Drs Galezowski, Kopff, Dehenne, Péchin et A. Terson (de Paris) nous ont permis de nous occuper de prothèse dans leurs cliniques, et, si c'est avec quelque succès, tout le mérite leur en revient, car c'est à leurs conseils que nous le devons.

Nous regretterons toujours que le temps très court que nous passons en province et à l'étranger ne nous laisse pas jouir plus longtemps de l'accueil si sympathique et des conseils si éclairés de MM. Badal et Lagrange, professeur et professeur agrégé à Bordeaux; Terson (de Toulouse); Dor (de Lyon); Bardes (de Genève); Dufour (de Lausanne); Jamain (de Liège); Haas et Van Moll (de Rotterdam); Van Duyse (de Gand); Rogée (de Saint-Jean-d'Angely), etc., etc.

Que nos maîtres plus jeunes, MM. les Drs Scrini, Chaillous, Monthus, Poulard, Pley et Dupuy-Dutemps, nous permettent de leur dire toute l'amitié que nous avons pour eux.

Enfin, nous prions MM. les Drs Pergens (de Maestricht) et Pansier (d'Avignon) d'accepter nos hommages et remercîments pour l'aide aimable qu'ils nous ont apportée dans l'historique de notre thèse.

L'ŒIL ARTIFICIEL

CONSIDÉRATIONS GÉNÉRALES

Le choix de notre travail inaugural, « l'œil artificiel », nous a été pour ainsi dire imposé par des raisons d'atavisme : descendant d'une famille d'ocularistes qui cultive cet art depuis soixante-dix ans, et à l'origine de laquelle se trouve Boissonneau, nous avons été amené par les circonstances à nous occuper d'*ocularistique* avant même la terminaison de nos études médicales, et il n'est pas étonnant que nous ayons été tenté de faire de ce sujet celui de notre thèse.

Ayant eu l'esprit sans cesse tourné du côté de la prothèse oculaire, cette partie spéciale de la spécialité ophtalmologique, il nous a paru intéressant et profitable d'utiliser les matériaux que nos maîtres ont pu mettre à notre disposition, alors que nous fréquentions leur service, pour illustrer un travail concernant notre art, trop méconnu et dédaigné quelquefois par les ophtalmologistes eux-mêmes.

Nous ne voulons pas faire l'apologie de cette spécialité mais le tableau fidèle de ses applications; ne pas en augmenter l'importance, ne pas en diminuer les inconvénients qui, d'ailleurs, n'offrent pas grande gravité : les conséquences de l'emploi d'un œil artificiel mal fait ou porté dans les conditions les plus défavorables ne peuvent tout au plus qu'être fâcheuses. Et si l'imperfection des yeux que l'on fabriquait depuis des siècles a empêché l'usage de s'en répandre, la bénignité des accidents que produisaient ces mauvaises pièces a empêché aussi ce moyen prothétique de tomber dans l'oubli. Mais, d'autre part, cette bénignité elle-même peut être rangée parmi les causes qui ont pu, dans une certaine mesure, retarder les progrès de cet art.

Il nous a semblé que l'étude de la prothèse oculaire était souvent mise de côté en médecine et même en ophtalmologie, et nous espérons que les oculistes pourront quelquefois trouver des renseignements utiles dans ce travail.

L'ophtalmologie est autant une science qu'un art; l'ocularistique est exclusivement un art, une profession d'application matérielle destinée à compléter l'œuvre du chirurgien et à venir en aide à la science.

L'art doit-il s'incliner devant la science ? — Nous n'hésiterons pas à répondre que oui. Nous ne discuterons donc pas les indications chirurgicales de telle intervention, les indications thérapeutiques de telle autre. Mais nous étudierons à fond la valeur respective de chaque opération au point de vue de ses suites esthétiques, parce que, chaque fois que la chose est possible, l'action du chirurgien doit s'inquiéter de ce que deviendra celle de l'oculariste. Or chacun des spécialistes en oculistique n'a pas toujours sous la main un oculariste d'expérience pour obtenir de lui un avis professionnel. L'eût-il d'ailleurs, que son amour-propre l'arrêterait peut-être, et nous trouvons cette réserve parfaitement naturelle: il ne faut à aucun prix que le sculpteur fasse la loi à l'architecte, mais tout le monde conviendra qu'un peu d'entente entre eux ne fait que produire dans l'ensemble un meilleur résultat.

L'œil artificiel est une coque d'émail, s'enchâssant dans les paupières après l'énucléation, ou l'atrophie partielle ou complète de l'œil : il remplace la portion visible du globe, c'est-à-dire la sclérotique, les vaisseaux de la conjonctive, l'iris, la pupille, la cornée et la chambre antérieure. Sauf la pupille mobile dans l'œil sain, ces différentes parties de l'œil ne changent chez le vivant ni de forme ni de couleur et peuvent être représentées à la perfection sur l'émail; pour la pupille, on lui donne une dilatation moyenne.

Assez peu significatif dans la main ou dans l'écrin qui le renferme, l'œil artificiel, une fois livré à la paupière, s'anime comme son vivant congénère, et contribue pour sa part au rétablissement de l'expression du visage que l'asymétrie troublait gravement. Nous avons là une preuve évidente que l'expression des yeux est en grande partie due à la disposition des paupières et aux mouvements des muscles de la face; sans doute la couleur peut donner de l'autorité au regard, mais ce sont bien les paupières, qui, en couvrant plus ou moins l'iris, en laissant plus ou moins ouverte la fente palpébrale, lui donnent son expression.

Il est dès lors aisé de comprendre qu'on peut donner une illusion de vie complète à un œil artificiel. Dans certaines conditions, les personnes fortunées ayant chacune leur appartement, non astreintes à une présence continuelle, peuvent même conserver le secret de son usage dans la plus étroite intimité : nous connaissons un homme occupant une haute situation, aujourd'hui âgé de trente-huit ans, marié depuis douze ans, dont l'œil artificiel est parfait au point de vue esthétique et qui a pu jusqu'à présent laisser ignorer cette infirmité à sa femme.

Il est permis de se demander à ce propos si au moment de conclure un mariage, on peut de part ou d'autre faire mystère de la monophtalmie voilée par un œil artificiel. L'oculariste est soumis au secret professionnel le plus rigoureux et, hors de son cabinet, doit ignorer tous ses clients : ce n'est donc jamais à lui à révéler le secret; ce n'est pas plus au chirurgien de le faire (1),

(1) Je pourrais citer à l'appui de ces différents cas de secret professionnel des anecdotes que je tiens de maîtres éminents. Je ne veux rapporter que celle-ci, qu'aimait à raconter Panas : visité un jour par le médecin d'une famille qui venait le trouver pour obtenir des renseignements sur l'état des yeux d'un jeune homme auquel on voulait s'allier, et qui portait un œil artificiel, Panas, pris entre la nécessité de commettre un mensonge ou une indélicatesse professionnelle, s'en tira de la façon suivante : il dit à son confrère qu'en effet, il avait soigné le jeune homme pour une affection oculaire grave, qu'il avait été amené à lui faire une opération dont les suites étaient complètement invisibles. — Le confrère se contenta de cette réponse.

Il me plairait aussi de raconter à ce propos, une leçon de discrétion professionnelle que j'ai eu l'occasion de recevoir de mon père : je me trouvais un jour mais à l'intéressé lui-même qui fait ainsi acte de loyauté ; nous ne connaissons d'ailleurs pas d'exemple d'union empêchée par une confidence même tardive faite à cet égard. Au contraire, nous connaissons deux mariages uniquement faits parce que dans chaque couple, chacun des deux conjoints était porteur d'un œil artificiel.

Le fait d'avoir perdu un œil, et à plus forte raison de porter un œil artificiel, n'empêche pas d'occuper de grandes situations. L'histoire nous rapporte que Lycurgue, législateur de Sparte, que de Camoëns, l'auteur des *Louisiades*, qu'Antigone, surnommé le Cyclope, capitaine d'Alexandre le Grand, dont le peintre Apelle fit le portrait de profil, étaient monophtalmes. On raconte que le célèbre Metternich faisait usage d'un œil artificiel. Enfin, pour ne citer qu'un nom de l'histoire contemporaine, Gambetta avait recours à la prothèse oculaire pour cacher la perte de son œil droit.

On a en général une idée très imparfaite du nombre des individus privés d'un œil qui peuvent se trouver dans le monde.

D'après une statistique de Boissonneau, la proportion serait la suivante :

En Angleterre..............	De	1	pour	162	individus.
— Autriche..................	—	1	—	169	—
— Belgique..................	—	1	—	144	—
— Danemark..................	—	1	—	158	—
— Égypte....................	—	1	—	50	—
Aux États-Unis.	—	1	—	145	—
En France...................	—	1	—	160	—
— Russie....................	—	1	—	207	—
— Suède et Norvège..........	—	1	—	200	—
— Suisse....................	—	1	—	149	—

Mais il est probable que ces chiffres, qui nous paraissent très forts, comprennent tous les cas de perte *fonctionnelle* de l'œil.

au spectacle avec lui, derrière une personne qui, l'ayant reconnu en se retournant, quitta la salle aussitôt. Mon père n'avait cependant pas fait mine de le saluer et eut l'occasion, à une visite ultérieure, d'assurer à son client que sa précaution était inutile, et que, hors de son cabinet, il ne reconnaissait pas les gens qu'il y avait reçus.

M. Alphonse Bertillon, l'aimable chef et créateur du service de l'identité judiciaire à la Préfecture de police de Paris, a bien voulu, à notre intention, établir une statistique relative au nombre d'individus ayant un œil amputé, établie sur l'observation de 10 000 sujets nés en France.

Le chiffre obtenu est de 25 (1 sur 400 individus), fort inférieur à celui indiqué par Boissonneau, et pris pourtant dans la classe de la société la plus exposée aux traumatismes.

M. Bertillon a en même temps recherché quel était l'œil le plus souvent atteint, et il a trouvé que sur 25 cas d'énucléation ou d'atrophie du globe, il s'agissait 12 fois de l'œil droit et 13 fois de l'œil gauche.

Nous avons fait une recherche analogue sur 400 personnes qui portaient un œil artificiel et que nous avons examinées récemment. Nous avons constaté que l'œil droit était perdu 195 fois et l'œil gauche 205 fois.

L'œil droit semble donc être aussi exposé que l'œil gauche (1).

Sur les 400 personnes que nous avons examinées, dans 208 cas l'œil avait été perdu par suite de maladie, et dans 192 cas par suite de traumatisme : là encore il y a donc à peu près égalité.

Nous reproduisons ci-dessous la nomenclature des différentes blessures et affections que nous avons relevées.

A. Traumatismes (192 cas).	I.	Éclat de métal, verre, capsule, noisette. Coup de fourchette, fleuret, flèche, ciseau, grattoir, couteau, plume à écrire, clou, alène, sabre, baïonnette, bâton, corne, poing, fusée, fouet, queue de billard, pierre, balle, pieds de cheval, boulette de mie de pain. Chute sur un corps dur	127 cas.
	II.	Projectiles de chasse et de guerre	47 —
	III.	Brûlures	7 —
	IV.	Complications opératoires de cataracte.	9 —
		Complications opératoires de tatouage.	2 —

(1) Nous devons cependant signaler des chiffres tout différents obtenus par Ottinger (*Revue gén. d'opht.*, 1896, p. 519); d'après cet auteur, l'œil droit est atteint 60 fois, et le gauche seulement 40 fois sur 100.

B. Maladies (208 cas).	I.	Microphtalmie congénitale	8 cas.
	II.	Ophtalmie purulente	72 —
	III.	Staphylome cornéen	22 —
	IV.	Hydrophtalmie	6 —
	V.	Suite de rougeole	5 —
	VI.	— de variole	6 —
	VII.	— de diphtérie	3 —
	VIII.	Néoplasme	8 —
	IX.	Glaucome	41 —
	X.	Phlegmon. Panophtalmie	18 —
	XI.	Iritis. Irido-choroïdite	6 —
	XII.	Ophtalmie granuleuse	7 —
	XIII.	Kératites	6 —

Etudier l'œil artificiel, indiquer ses origines, donner sa description, parler de sa fabrication et de son utilité ; dire les résultats que l'on peut obtenir de son usage ; décrire les différents cas dans lesquels son application est praticable ; les conditions que doit remplir son adaptation dans chaque cas particulier ; donner sur son emploi certains conseils et montrer les inconvénients que peuvent avoir un usage trop prolongé ou une mauvaise adaptation, tel est le but que nous allons poursuivre.

Bien entendu, nous ne nous occuperons que de la prothèse oculaire chez l'homme, sans citer les rares cas dans lesquels elle fut faite sur les animaux. Nous ne parlerons pas non plus des yeux artificiels des poupées, des animaux empaillés ou des figures de cire, des verres de contact de Sulzer (1) et de Fick (2) ou des coques de de Wecker. Nous serions entraîné beaucoup trop loin et peut-être même en dehors des limites de ce travail.

(1) SULZER, *Soc. franç. d'ophtal.*, 1892.

(2) FICK, *Archives of ophtalmology*, vol. 17, nº 2, 1888.

PREMIÈRE PARTIE

LA PIÈCE ARTIFICIELLE

Chapitre I. — SON HISTOIRE.

Chapitre II. — SA DESCRIPTION.

Chapitre III. — SA FABRICATION.

Chapitre IV. — SON UTILITÉ.

CHAPITRE PREMIER

ÉTUDE HISTORIQUE DE LA PROTHÈSE OCULAIRE

SOMMAIRE. — Dans l'antiquité égyptienne et grecque, les documents font défaut, sauf ceux qui concernent les yeux de statues et les yeux de momies.
Dans notre ère, il en est fait mention dans le Talmud et dans les poésies légères de l'époque romaine.
A partir de la Renaissance, avec Ambroise Paré, les traités de chirurgie s'en occupent. Cette époque connaît l'œil de métal.
L'œil en verre apparaît au milieu du XVIIe siècle et règne jusqu'au XVIIIe, moment où il est remplacé par l'œil de cristal.
L'emploi de l'émail coïncide avec le début du XIXe siècle.

Dans le chapitre que nous allons consacrer à l'histoire de la prothèse oculaire, les auteurs qui nous ont précédé et qui l'ont traitée aussi, ont donné un plus ou moins grand développement à ce que nous appellerons la *prothèse statuaire.*

Comme certains d'entre eux, nous pensons que cette partie du sujet est très accessoire et nous n'avons pas dessein de nous y étendre. Toutefois, l'art antique nous fournit des documents d'une époque où nous ne possédons rien sur la *prothèse chirurgicale*, et il n'est pas sans intérêt d'en parler quelque peu.

Entre les applications artistiques et l'usage utilitaire de l'œil artificiel, il faut faire une place à son emploi *rituel.* Le respect des dépouilles mortelles chez différents peuples (Égyptiens, Incas) les conduisait à des pratiques funéraires où la conservation de la forme vivante jouait un très grand rôle : la momification, poussée chez eux jusque dans les derniers détails, amena les embaumeurs à l'emploi de procédés qui rentrent dans le cadre de notre question.

1° L'œil artificiel des statues.

Dès le ve siècle avant J.-C., on commence à voir des yeux de pierre précieuse garnir les statues. Phidias, par exemple, avait mis des yeux de pierre à sa statue de Minerve destinée au Parthénon d'Athènes.

De leur côté, les Égyptiens recouraient au même artifice. Voici comment Viardot (1) décrit la fameuse statue de Ra-em-Ké, qui remonte au ive siècle avant J.-C. :

« Une enveloppe de bronze enchâsse comme des paupières l'œil formé d'un morceau de quartz blanc opaque, au centre duquel un morceau arrondi de cristal de roche représente la prunelle. Sous le cristal, est fixé un clou brillant qui détermine le point visuel et produit ce regard si étonnant qui semble celui de la vie. »

Maspéro (2) parle de quatre masques de plâtre : trouvés en Égypte dans la grande oasis et remontant au iie siècle avant J.-C. :

« Les yeux ont été remaniés et, selon les procédés en usage dès les temps des premières dynasties pharaoniques, incrustés d'une plaquette de talc qui leur prête l'éclat et le luisant de la vie. »

Daremberg et Saglio (3) parlent d'un masque de cire avec yeux imités en verre, trouvé dans un tombeau de Cumes, et actuellement au musée de Naples.

Aristote (4) dit que de son temps il existait des marionnettes avec des yeux mobiles.

Plutarque (5) raconte que les Spartiates arrachèrent les yeux de la statue de Hiéron.

Il y avait d'ailleurs à ce moment à Rome des fabricants d'yeux pour statues : « *Hæcque Plutarchi*, dit Haug (6), *illus*

(1) Viardot, Les merveilles de la sculpture, p. 7.
(2) Maspéro, *La Nature*, 1892, p. 306.
(3) Daremberg et Saglio. Dict. des antiq. grec. et rom. Art. Cera, p. 1019.
(4) Aristote, « de Mundo ».
(5) Plutarque, « de Pyth. oratio ».
(6) Haug, Dissert. de oculo artificiali, Tubingen, 1749, p. 9.

trantur inscriptione, adducta a Spon. Miscel. Erud. antiq. Sect. VI, page 232.

M. RAPILIUS SERAPIO HIC
AB ARA MARMOREA
OCULUS REPOSUIT STATUIS
QUA ADVIXIT BENE.

Gruter (1) rapporte l'épitaphe suivante de L. Licinius Patroclus, faber ocularius, à son frère :

DIS MANIBUS L. LICINIO L. F. STATORIANO.
C. LICINIUS L. PATROCLUS FABER
OCULARIUS FRAT(RI) CARISS(IMO)
F(ECIT).

Manni cite cette autre inscription (2) dans son « Histoire des lunettes » :

C. VENULEIO C. L. ARISTOCLE
OCULARIO DE VICO CORNELI.
VIX(IT) ANN(OS) XXXVIII.

Le Dr Pansier, qui nous a signalé ce document, estime qu'il s'agit plutôt dans ce cas-là d'un *medicus ocularius*, d'un *oculiste* que d'un *faber ocularius*, un *oculariste*.

Au Louvre, une tête d'Antinoüs de proportions gigantesques, placée parmi les statues de la Rome antique, présente des orbites vides qui ont contenu des yeux de matière précieuse.

Dans le même groupe du Louvre, dans la salle dite des Prisonniers Barbares, se trouve une statue de marbre noir représentant un nègre en train de pêcher dans un fleuve. Les orbites sont garnies d'yeux émaillés rapportés, dont l'un est une restauration et l'autre un original.

Parmi les nombreuses œuvres de sculpture sur lesquelles

(1) GRUTER, Trésor des inscriptions latines, Heidelberg, 1601, DCXLV, 1.
(2) MANNI, Histoire des lunettes.

nous aurions pu relever des yeux rapportés, il faut citer quatre anges d'argent donnés aux églises par l'empereur Constantin et décrits par Anastase le bibliothécaire.

D'après Haug, quelques idoles barbares possédaient des yeux constitués par des boules de verre ou de plomb semblables aux perles imitant le corail (1).

Enfin Pansier rappelle que dans les tombeaux des anciens peuples Delawares de l'Amérique du Nord, on a trouvé des statuettes en bois, en terre cuite, dont les yeux étaient faits de deux petites pierres blanches (2).

De nos jours d'ailleurs certains sculpteurs n'ont-ils pas encore recours à cet artifice pour animer le regard de leurs statues ?

2° L'œil artificiel des momies.

Les peuples primitifs recouraient à l'œil artificiel pour donner à leurs momies plus de ressemblance avec les vivants.

« Le père Acosta et Garcillasso de la Véga assurent avoir vu des momies des Incas et de quelques Mamas : ils avaient leurs cheveux et leurs sourcils et on leur avait mis des yeux d'or » (3).

On a retrouvé en Amérique des momies dont les yeux avaient été remplacés par des yeux de céphalopode, et M. Blumenbach en a découvert une qui avait des yeux postiches faits de toile de coton enduite de poix résinée (4).

Il semble que le plus souvent les yeux artificiels des momies étaient constitués par une cupule d'argent ou d'autre métal quelquefois émaillé de blanc (5). Hazard Mirault (6) raconte que le duc de Chaulnes rapporta d'Égypte des momies dont les yeux étaient faits d'argent enduit d'une couche d'émail blanc, au milieu

(1) « . . Oculos...; qui constent e globulis, corallinorum globulorum more e vitro aut plumbo effectis ». Haug, Dissert. de oculo artificiali. Tubingen, 1749, p. 8.

(2) *La Nature*, 1892, p. 261.

(3) Buffon, Art. Momie.

(4) Encyclopédie du XIXe siècle, Art. Momie.

(5) Dict. des sc. médicales, Art. Momie, 1820.

(6) Hazard Mirault, Traité pratique de l'œil artificiel, Paris, 1818, p. 20.

de laquelle les couleurs de l'iris étaient figurées par un large cercle brun d'une seule teinte et la pupille par un point noir un peu saillant.

Les embaumeurs énucléaient les yeux en même temps que les viscères et, pour éviter l'effondrement de la région palpébrale, coulaient dans les orbites du plâtre qui leur servait à tremper leurs bandelettes, ou bien les remplissaient de cire blanche (Pergens), pour y enchâsser une pierre précieuse, de l'obsidienne par exemple, qui représentait l'iris (Pansier) (1).

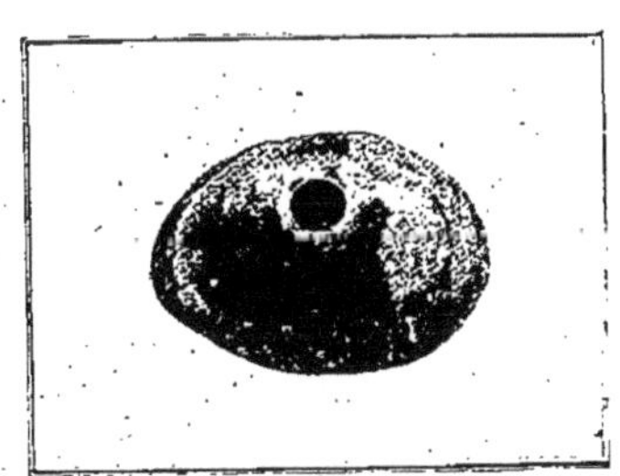

Fig. 1. — Œil de momie égyptienne en argent non émaillé. (*Collection Coulomb.*)

Peu à peu ce plâtre fut remplacé par des coques de métal qui étaient parfois perforées au centre d'un orifice simulant la pupille (fig. 1). Les paupières étaient fermées, les bandelettes plâtrées ajustées au-devant d'elles et il est évident que le but de ces yeux artificiels était seulement de donner l'illusion du relief que produisait pendant la vie la présence du globe oculaire.

Pergens a trouvé dans des sarcophages, sur des chats embaumés, des yeux en talc et une fois un œil en verre, avec iris jaune et pupille oblongue : il a également découvert des yeux humains en marbre blanc avec cornée en verre verdâtre ou bleu-cobalt, un œil en terre cuite émaillée; mais cette dernière pièce était un utah, une amulette qui se plaçait dans les sarcophages. D'après ces recherches, Pergens classe ces yeux en trois groupes :

1° Les yeux en pierre, faits de marbre, dans lesquels la pupille et l'iris ne sont pas différenciés;

2° Les yeux en métal émaillé où la pupille est encore confondue avec l'iris, mais sur lesquels la caroncule est souvent figurée en rose et où les bords des paupières et les cils sont indiqués;

3° Les yeux en terre où la pupille est distincte de l'iris.

(1) Pansier, Traité de l'œil artificiel, 1895, p. 4.

3° L'œil artificiel prothétique.

Si l'on s'en réfère à l'ordre chronologique des documents et des textes que nous avons pu réunir, il est permis de supposer que les yeux artificiels furent d'abord employés par les statuaires, qu'ensuite on en fit l'application aux corps embaumés et que, voyant l'effet produit par ces yeux postiches sous des paupières mortes, on essaya d'en fabriquer qui pussent être appliqués sur le vivant.

Mais une question fort intéressante se pose, qu'il est d'ailleurs difficile de résoudre : les Égyptiens qui faisaient des yeux artificiels pour leurs momies, les Romains qui en fabriquaient pour leurs statues remplaçaient-ils sur le vivant l'œil perdu par un œil artificiel? — On ne trouve pas sur ce point de documents précis.

Cependant trois auteurs répondent à cette question par l'affirmative : ce sont Woolhouse, Hirschberg et Hasner.

Woolhouse (1) dit que « déjà au temps de Ptolémée Philadelphe (IIIe siècle avant J.-C.) existait l'habitude de substituer au globe oculaire détruit par accident, abcès ou toute autre cause, des yeux artificiels ». Il assure même avoir trouvé dans l'histoire de l'Éthiopie, mention d'un ouvrier qui fit fortune en fabriquant des yeux artificiels en or. Il omet malheureusement de dire qui lui a fourni et où il a puisé ce document. Pergens a eu des renseignements d'une personne connaissant fort bien la littérature éthiopienne, qui lui a dit n'avoir jamais rencontré l'indication que Woolhouse prétend avoir lue dans une histoire d'Éthiopie. Comme l'assertion de cet auteur, qui est lui-même sujet à caution, n'est appuyée sur aucun texte, on ne peut pas la prendre en considération.

Pour Hirschberg (2), également, la prothèse oculaire était connue et usitée dès le IIIe siècle avant J.-C. Un borgne, si l'on

(1) Woolhouse, Expériences de diff. opérations manuelles et des guérisons qu'il a pratiquées sur les yeux. Paris, 1711.

(2) Hirschberg, Græfe-Sæmisch, Handbuch der gesamten augenheilkunde Leipzig, 1899, t. II, XII, p. 23.

en croit l'inscription trouvée sur une table votive des Asclépions à Épidaure, aurait, pendant son sommeil dans le temple, récupéré un œil perdu : « Il n'est pas impossible, ajoute Hirschberg, que les prêtres aient soudoyé un homme capable de poser à ce borgne un œil artificiel,... à moins que cette histoire n'ait été inventée de toute pièce ». Magnus (1) n'admet pas cette explication d'Hirschberg : « 1500 ans avant J.-C., dit-il, les Égyptiens avaient pour leurs momies des yeux de verre ou d'émail, mais pas plus dans les sources égyptiennes que dans les sources gréco-romaines, nous ne trouvons la preuve de l'emploi de l'œil artificiel sur le vivant. »

Enfin lorsque Hasner (2) écrit que « l'emploi des yeux artificiels chez le vivant apparaît déjà dans l'antiquité, chez les Égyptiens, les Grecs et les Romains, comme une branche de la chirurgie oculaire », il émet cette idée sans indiquer les documents sur lesquels il s'appuie et son silence infirme singulièrement la valeur de son affirmation.

D'un autre côté, il semble que l'œil artificiel était ignoré à Rome au temps de Martial (3) (43-104) :

IN LÆLIAM.

Dentibus atque comis, nec te pudet, uteris emptis.
Quid facies oculo, Lœlia ? — Non emitur.

que l'on doit traduire ainsi :

« Tu n'as pas honte des dents et des cheveux dont tu te sers, tu les as achetés. Que vas-tu faire pour ton œil, Lœlia ? — Cela ne s'achète pas (4). »

Par contre, nous trouvons dans le Talmud Jerusalmi (5) un

(1) Magnus, Die Augenheilkunde der Alten, Breslau, 1901, p. 15, 34, 647.

(2) Hasner, cité par Magnus.

(3) Martial, Épigrammes, Livre XII, Épi. p. 23.

(4) Dupouy, dans son ouvrage : Médecine et mœurs de l'ancienne Rome d'après les poètes latins, Paris, 1885, p. 322, donne une traduction toute différente : « Tu n'as pas honte de porter ces fausses dents et ces faux cheveux. Que ne te fais-tu aussi poser un œil, Lœlia ? » Et alors, il faudrait conclure qu'au Ier siècle de notre ère, les Romains connaissaient la prothèse. Mais la traduction de Dupouy, de l'avis de tous les latinistes à qui nous l'avons soumise, est contraire au sens du texte.

(5) Talmud Jerusalmi, Traité neddarim, 8, p. 27a.

passage fort intéressant : « Rabbi Ismaël fit faire pour une jeune fille un œil et une dent en or ». Et, d'après le contexte, on apprend qu'on lui avait fait faire cet œil et cette dent pour l'embellir. Or le Talmud date d'une époque située entre les IIe et Ve siècles après J.-C., et, comme la littérature ophtalmologique du Talmud dénote une grande ressemblance avec la vieille médecine égyptienne, il est permis de supposer que l'emploi de l'œil artificiel de notre ère chez le vivant par les Juifs entre l'an 200 et l'an 500 était une des pratiques médicales empruntées par eux aux Égyptiens ; en tous cas, ce ne doit être là qu'une supposition très circonspecte puisque les textes connus aujourd'hui ne permettent pas de reculer les origines de la prothèse oculaire plus loin que le Talmud. Cependant nous ne voulons pas inférer de l'absence de documents l'inexistence de la prothèse oculaire chez l'homme dans les périodes prétalmudiques.

Nous n'avons trouvé cité dans aucun auteur un texte ancien se plaçant entre ces époques lointaines et les temps relativement modernes de la Renaissance.

Nos propres recherches ne nous ont pas permis d'en découvrir, et c'est seulement avec AMBROISE PARÉ que nous entrons dans une période de certitude historique concernant l'usage chirurgical de l'œil artificiel.

Contrairement à ce que cet auteur lui-même écrit, et à ce qu'ont répété un grand nombre d'écrivains, PAUL D'ÉGINE ne parle nulle part de l'œil artificiel qui était probablement connu de son temps (1), mais son traité de chirurgie n'en fait pas mention.

AMBROISE PARÉ (2) donne une description très précise et des dessins (fig. 2 et 3) des yeux artificiels qui existaient de son temps et probablement avant lui : en effet, il ne s'en donne pas

(1) Les auteurs ne sont pas d'accord sur l'époque où vécut Paul d'Égine : les uns font remonter sa vie au IVe ou au Ve siècle, d'autres seulement au VIe ou même VIIe siècle après J.-C.

(2) AMBROISE PARÉ, Œuvres, Paris, 1579, VIII C XX.

comme l'inventeur et n'en parle pas comme d'une nouveauté :

« Par cy devant nous avons amplement descrit aux livres des tumeurs, playes, ulcères, fractures, et dislocations, les trois poincts ausquels s'exercent les opérations de chirurgie, qui sont joindre le séparé, oster le superflu et séparer le continu. Reste maintenant en bref la quatriesme, qui est adjouster ce qui défaut naturellement ou par accident. Car ainsi (pour entrer en matière) nous voyons souvent, à raison de quelque coup ou inflammation, les yeux se crever et sortir hors la teste, ou bien devenir émaciez : parquoy un tel accident adviendrait après la curation de l'ulcère, on pourra adapter dans l'orbite un œil fait par artifice comme ceux-ci figurez, qui sont seulement pour l'ornement du malade » (fig. 2).

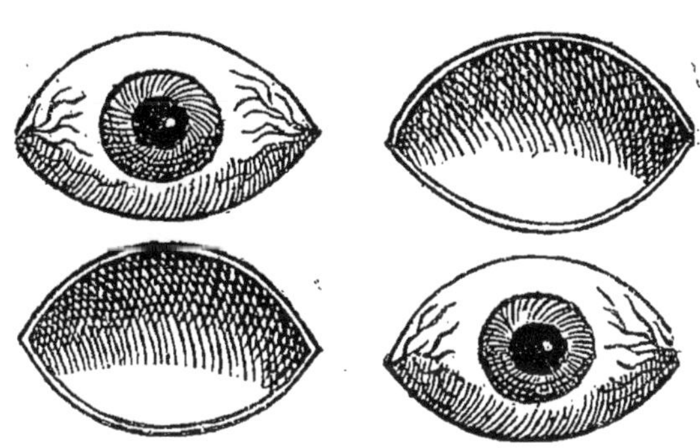

Fig. 2. — Les yeux artificiels décrits et dessinés dans l'ouvrage d'A. Paré, Paris, 1579 (face antérieure et face postérieure).

Dans l'édition posthume de 1614, page 837, Paré ajoute :

« Et s'il advenait qu'on ne peust loger cest œil artificiel dedans l'orbite, on pourra encore en faire un autre tel que tu vois par ceste figure, fait d'un fil de fer applati et ployé, et couvert de velours ou taffetas, ayant son extrémité platte afin qu'il ne blesse et l'autre extrémité sera couverte de cuir façonné, et le peintre lui donnera par son artifice figure de l'œil. Cela fait on le posera sur l'orbite. Or le dit fil se peut estendre et reserrer, comme fait celuy que les femmes ont à tenir leurs cheveux. Il sera passé par dessus de l'oreille, autour de la moitié de la teste » (fig. 3).

Il est probable qu'à cette époque c'étaient les orfèvres qui fabriquaient ces yeux artificiels en or ; c'est ainsi que Benvenuto

CELLINI (1), orfèvre et sculpteur florentin, raconte que, débarrassé d'une particule d'acier « qui était entré fort avant dans la pupille », il offrit à sainte Lucie, « pour remercier Dieu de cette bienheureuse guérison », un œil d'or fait avec un écu de France.

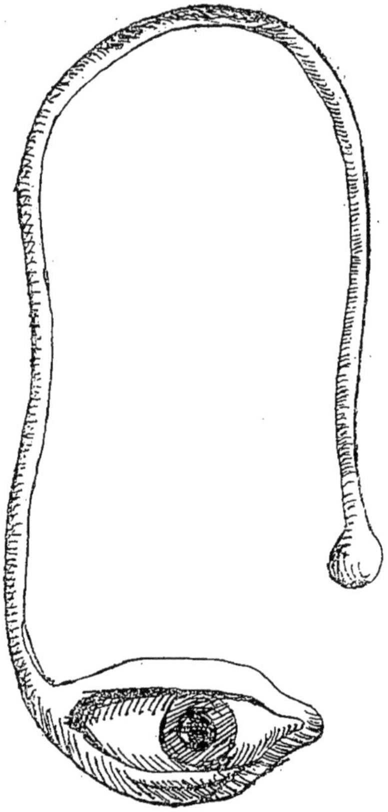

Fig. 3. — L'ecblépharon, d'après A. PARÉ (Paris, 1614).

D'ailleurs, le fait est confirmé par JESSENIUS (2), médecin hongrois, qui raconte qu'il y a à Venise un orfèvre florentin fabriquant des yeux artificiels avec beaucoup d'habileté « et illos vendat sex aut septem coronatorum pretio ».

Mais même à cette époque la prothèse oculaire était peu répandue.

SENNERTUS rapporte comme un fait digne de remarque que Minadous a vu à Byzance une femme portant un œil d'argent dont le modelage et la peinture étaient si parfaits qu'il égalait un œil véritable par ses dimensions, sa transparence et sa couleur.

Il connaissait cependant l'œil décrit par Paré, puisqu'il ajoute que Paré avait un procédé pour faire des yeux artificiels (3).

(1) BENVENUTO CELLINI (1500-1572). Œuvres traduites par Léopold LECLANCHÉ, 2e édit., Paris, 1847, p. 104.

(2) JESSENIUS, Institut. chirurg. Witteberg, 1601. S. 4, p. 102, b.

(3) « Adeo expolitum et pictum, insertum habebat, ut verum magnitudine, luciditate, colore æquaret... Modum etiam Pareus habet quo oculus ficticius formari posset. » DAN. SENNERTUS, œuvres. Witteberg, 1627, p. 81, et Lyon, 1866, vol. III, livre I, Pars 3, chap. XL : De oculi defectu, p. 224.

Worm avait donné place à un œil artificiel parmi ses curiosités. Il nous dit qu'on peut adapter des yeux humains en verre à ceux qui ont subi la perte d'un œil ou un accident analogue : pour masquer cette difformité, ils ont la forme d'un ellipsoïde ; la partie de l'œil qui saille en dehors des paupières est peinte de couleurs vives, incluses dans l'épaisseur, de manière à ne pouvoir être effacées par le frottement sur la surface convexe. La face concave est recouverte de plomb, afin de ne pas léser les vestiges du globe oculaire. Cet œil de verre, adapté et inséré sous les paupières selon les règles, peut se mouvoir comme l'œil sain et supprimer toute difformité (1).

La lame de plomb qui se trouvait à la face postérieure de la coque était soigneusement polie et le moignon pouvait sans s'irriter frotter sur elle. Pansier estime que les yeux de cette époque étaient beaucoup plus plats que les nôtres, mais nous possédons une de ces pièces, répondant exactement à la description de Worm, qui offre à peu près les mêmes courbures que les yeux actuels.

Schenck (2) reproduit presque textuellement les descriptions de A. Paré ; mais il leur donne pour auteur Christophorus a Vega (3). C'est là une erreur : le passage que Schenck invoque parle de l'ophtalmie mais il est muet sur l'œil artificiel ; nous n'avons d'ailleurs trouvé nulle part dans les écrits de Christophorus mention de la prothèse oculaire.

Fabrice d'Aquapendente consacre quelques lignes au sujet qui nous intéresse. Il nous dit que pour corriger la difformité

(1) « Oculi humani structura vitrea, quæ inservire potest iis, qui monoculi sunt, aut vitium aliud contraxerunt : ut hoc commode pallietur, ovalis ferme est figuræ, concavæ, eam oculi partem, quæ extra palpebras prominet, coloribus vivis repræsentans, vitro inustis, ut deleri nequeant parte convexa sed concava plumbo obducitur ne veri oculi reliquias lœdat. Hic vitreus rite applicatus et palpebris insertus, ad motum veri oculi moveri potest et omnem deformitatem tollere. » Worm, Museum seu historia rarum rerorum, chap. De artificiosis e vitreo. Lyon, 1655, p. 362.

(2) Schenck, Volume d'observation. Francfort, 1609. Liv. II. De oculis, p. 176.

(3) Christophorus a Vega, De Arte medendi, Liv. III, sect. 2, cap. I.

qu'entraîne l'énucléation ou la perte d'un œil, il faut le remplacer par un œil en verre, en pierre, en argent ou en une autre matière qui lui soit le plus semblable possible par sa couleur, sa forme et sa grandeur. Si l'œil est énucléé dans son entier, il faut en adapter un sphérique; s'il en subsiste une partie, il faut appliquer une coque concave en verre (1).

De Saint-Yves (2) donne la description d'un procédé opératoire qui permet de conserver un bon moignon, « en sorte qu'ayant la même forme du bon, l'œil artificiel remue aussi comme lui ». L'art devait même à ce moment avoir fait quelques progrès, puisque l'auteur ajoute : « L'art doit en cela si bien imiter la nature, qu'on ne puisse faire la différence de l'un à l'autre. »

Franck de Franckenau signale aussi l'existence d'yeux en verre. A la description de Paré, il ajoute qu'on peut remplacer les yeux énucléés par des yeux en verre ou en or, polis et colorés, de telle sorte qu'ils simulent aussi bien la forme que la transparence des yeux vivants (3).

Lamzweerde, médecin hollandais, ne fait que répéter ce qu'avait dit Paré : il ne parle pas, comme ses contemporains, de l'œil de verre (4).

Nuck, au contraire, en avait connaissance.

L'œil artificiel, dit-il, est un hémisphère en verre dont les cou-

(1) « De cruto et amisso oculo illud dicam non posse eum nisi æquiosce corrigi, nimirum cum oculo vitreo, vel lapideo, vel argenteo, seu alterius materiæ, qui sano, coloribus, figura et magnitudine sit quam simillimus. Quod si oculus totus erutus est, rotundus imponendus; quod si portio remansit, cortex vitreus concavus aptandus. » Fabrice d'Aquapendente, De eruto et amisso oculo. Venise, 1619, p. 181.

(2) De Saint-Yves, Nouveau traité des maladies des yeux. Paris, 1722, chap. XXIV, p. 370.

(3) « Oculos deficientes compensari oculis vitreis aureisve expolitis et pictis, ut tam forma, quam luciditate genuinorum formam exprimant. » Franck de Franckenau, Satyr. méd., Leipzig, 1722, f. 3, p. 500.

(4) Lamzweerde et Verduini, In sculteti Armamentar. c. observ. Amsterdam, 1741, p. 374.

leurs imitent exactement l'aspect extérieur d'un œil sain. Il est constitué par une cupule en argent ou en or, recouverte d'une couche de verre qui simule la couleur et la forme du globe. On place cette pièce sous les paupières de l'œil malade ; si on l'appliquait sur un œil sain, elle serait mobile. Nous préférons de beaucoup les pièces en verre, qui conservent mieux leur éclat, à ces pièces émaillées qui changent facilement de couleur sous l'action corrodante des humeurs de l'œil. Pour arriver à un meilleur résultat, il convient d'adapter d'abord une lame de plomb de même courbure que le malade porte pendant deux ou trois jours pour préparer petit à petit l'orbite à recevoir la coque de verre ou d'or qui doit lui être adaptée (1).

Nuck semble être le seul à avoir conseillé, avant d'adapter l'œil artificiel, de faire porter au malade une pièce de plomb poli. Cet usage ne s'est pas répandu.

Heister parle assez longuement de la prothèse :

On continue aujourd'hui à fabriquer des yeux artificiels avec des lamelles ou de petites patelles concaves. Celles-ci sont les unes en verre, les autres en or et en argent ; leur couleur est assortie à celle de l'œil naturel. Plus ces coques ressemblent à l'œil naturel par leurs formes et leurs dimensions, plus elles adhèrent solidement sous les paupières et plus elles reproduisent fidèlement l'aspect de l'œil humain.

Il est nécessaire de déterger souvent la surface externe de la

(1) « Oculus artificialis est hemispherium aliquod ex vitro confectum atque ita coloratum, ut cum facie oculi externa plane conveniat. Ex lamina quoque argentea aureave excavata et vitrea crusta obducta, oculi colorem superficiemque æmulante, componitur, atque infra palpebras oculi affecti capsula illa artificialis, ac si oculus sanus esset, movetur. Longe tamen præferimus hemisphæria illa ex vitro confecta, quod splendorem suum rectius servent, quam hæ capsulæ vitro obductæ, facile colorem suum ab humore oculum irrodante, mutantes. Hoc autem ut felicius peragatur, ante applicationem oculi artificialis, applicetur prius lamina quædam plumbea, eodem modo excavata, quam per biduum aut triduum gestat patiens, ut ita male constitutus oculus ejusmodi capsulæ vel vitreæ, vel aureæ deinceps applicandæ, sensim adsuescat. » Nuck, Experimenta chirurg. 1728. Chap. De oculo artificioso.

pièce et de la polir afin que les saletés qui par hasard pourraient y adhérer ne puissent léser les paupières (1).

Le premier traité de l'œil artificiel est dû à HAUG (2).

Après un historique un peu incomplet mais donnant pourtant d'intéressants renseignements bibliographiques, Haug décrit deux sortes de pièces : les ecblephari et les hypoblephari.

Autrefois les yeux orthopédiques artificiels que l'on mettait sous les paupières étaient fabriqués en une matière faite d'or ou d'argent et recouverte de couleurs, imitant l'œil naturel, qu'on avait coutume de diluer dans l'huile ou dans une substance vitrifiable, tandis qu'on les exposait au feu selon le procédé de l'encaustique. Cette méthode est appelée par les Français *émaillage*.

A partir de notre siècle on a commencé à fabriquer des yeux en verre pur. Ils simulent heureusement l'œil vivant par leurs couleurs :

Un jour un médecin-chef adaptait à une paysanne un œil artificiel : les spectateurs stupéfaits de sa ressemblance parfaite avec l'œil naturel s'en étonnaient et se reculaient pour l'admirer. La femme se mit à fermer l'œil sain et à regarder autour d'elle avec son nouvel œil, cherchant à mesurer l'acuité visuelle qu'elle rêvait avoir ainsi recouvrée ; enfin elle s'écria en soupirant :

(1) « Confici autem hodie oculi istuismodi artificiales consueverunt e lamellis vel patellis concavis atque illis quidem vel vitreis, vel aureis atque argenteis, decenter, sive ad naturalis oculi modum coloratis. Quæ ipsæ quo proprius ad naturalis oculi externi similitudinem atque magnetudinem accedunt, hoc firmius etiam hærescere sub palpebris faciliusque oculi humani speciem præ se ferre poterunt. Necessarium autem est, superficiem lamellæ ipsius exteriorem frequentur abstergere atque expolire, ne qua forte sordes in eadem hærentes tectum oculi vitium prodant. » HEISTER, Institutiones chirurgicæ. Amsterdam, 1750, p. 596.

(2) PHILIP. ADAM HAUG, Dissertatio de oculo artificiali (Ecblepharo et Ypoblepharo), Tubingen, 1749.

Tous les auteurs qui ont parlé de cet ouvrage depuis et y compris HAZARD-MIRAULT, l'ont attribué à Mauchart. Or la thèse de HAUG a été soutenue sous la présidence de Mauchart, et c'est probablement là l'origine de l'erreur commise pour la première fois par HAZARD-MIRAULT et reproduite depuis par tous ceux qui ont analysé ou mentionné cette thèse.

« mais je ne vois rien du tout ! » L'auteur ajoute : « Lepidum sane caput! » (1).

L'hypoblépharos doit être d'un volume en rapport avec celui de la cavité orbitaire ; il doit ressembler au naturel, être poli et léger. Aussi doit-on préférer les yeux en verre à ceux en métal qui sont toujours plus lourds.

La région supérieure de la face antérieure de l'œil artificiel, au point où elle est sous-jacente à la glande lacrymale, doit être un peu plus large, de façon à être entièrement recouverte par elle. Ainsi un défaut dans le polissage des bords ne peut venir comprimer ni frotter cette glande. C'est le contraire pour toute la partie inférieure : suivant en cela la disposition de la conjonctive, elle est presque superficielle au niveau de la paupière inférieure (2).

Si le malade se trouve très éloigné d'un fabricant d'yeux, il doit lui envoyer une peinture sur carton qui rende exactement les couleurs de l'œil sain. On y joint une coque concavo-convexe façonnée dans une lame de plomb dont les dimensions et la forme auront été essayées en place.

Sûr d'une imitation heureuse et parfaite, le malade peut recevoir autant d'exemplaires de la pièce qu'il en désire.

De ce fait le prix de la pièce se trouve augmenté, mais on a

(1) « Supposititii, hypoblephari artificialis oculi, palpebris supponendi materia olim fuit a potiori ex auro argentove et pigmentis, quæ naturalem oculum imitentur, obducto, vel ordinariis, oleo dilui solitis, vel vitrescentibus, dum igni exponuntur, arte encaustica, qualem parandi modum Galli vocant : *émaillé*. A seculo autem fere substituerunt artifices merum vitrum, sed coloribus debite temperatum, oculumque referens naturalem sic..... ut rustica quædam, cum ipsi Præses oculum applicaret artificialem, ejusque exquisitam cum naturali similitudinem attoniti mirarentur et deprædicarent abstantes spectatores, cœperitque sanum claudere oculum, novo autem et artificiali suo circumspicere, et aciem visus, quem scilicet pariter recuperandum somniabat, explorare, tandemque suspirans exclamare : Ego vero nihil video. Lepidum sane caput! » (p. 15).

(2) « Pars hujus oculi artificialis, conjonctivam referens, loco suo superiore, quo glandulæ lacrymali subjicitur, latiusculus est effigendus, ut toti glandulæ illi substernatur, ne limbo utcumque polito, inæqualiter premat frixetque glandulam : e contrario in tota sua regione inferiore, conjonctivam æmulante, et qua contingit superficiem palpebræ inferioris » (p. 18).

la certitude d'une livraison facile chaque fois qu'on en a besoin (1).

Haug cite les cas dans lesquels l'adaptation d'un œil artificiel est possible, indique la manière de mettre et d'enlever la pièce, donne des conseils sur les soins qui doivent accompagner son usage et arrive aux inconvénients qu'elle peut offrir et qui, pour lui, reconnaissent trois causes : 1° l'œil artificiel est mal fait ou mal adapté ; — 2° il est usé ; — 3° le moignon est assez sensible pour rendre la prothèse dangereuse.

Enfin en terminant, l'auteur parle de l'ecblépharos, déjà décrit par Paré. Pour lui, cet appareil n'offre qu'un intérêt historique et n'est employé que dans les cas où il est impossible d'appliquer un hypoblépharos ; dans ces cas-là même, il préfère couvrir l'œil d'une rondelle d'étoffe ou d'un emplâtre.

L'œuvre de Haug a servi de base, quelquefois même de texte à beaucoup d'écrivains qui l'ont suivi.

Guérin (2) parle encore des yeux de métal, mais il indique nettement qu'on leur préfère les yeux en verre. Il cite une anecdote qu'il a rendue célèbre et que nous ne reproduisons qu'à titre de curiosité :

« Un vieux singe, sans doute à prétentions, avait, n'importe pas comment, perdu un de ses yeux. Il avait rempli le vide de l'orbite avec un mélange de terre glaise et de plantes de différentes couleurs : le tout formait un globe d'une composition à peu près de la couleur de l'œil qui lui restait. La supercherie ne fut reconnue qu'après sa mort. Le naturaliste digne de foi qui m'a rapporté ce fait comme témoin m'a assuré que rien ne l'avait

(1) « Si ab artifice tali oculario longius sit æger remotus, mittat ei pictum in carta oculum, qui sani sui colores exprimat, addatque hemisphærium concavo-convexum, e lamina plumbi conformatum eo magnitudine et figura, quæ facto experimento, huc quadrent, securus de felici perfectaque imitatione, totque expetat exemplaria quot voluerit... Ob eam rem augescit quidem pretium, sed æger tanto redditur certior de faciliore, quotiescunque opus fuerit, parabilitate » (p. 19).

(2) Guérin, Traité sur les maladies des yeux. Lyon, 1769, p. 433.

surpris dans le cours de ses voyages comme ce trait qui marquait toute la sagacité que l'on reconnaît à cet animal. »

Dionis (1) décrit des yeux de cristal : « Ils sont peints de même couleur que le naturel et on les fait cuire au fourneau comme les verres peints des églises. »

En 1817, le médecin anglais Stack (2) inaugure un modèle d'yeux artificiels en faïence enduite d'émail blanc. Au centre, un segment de sphère, superficiellement appliqué, représentait l'iris, sans que la pupille y fût indiquée. Ces yeux lourds et d'aspect défectueux ne se répandirent pas.

En 1818, Hazard-Mirault (3) publiait son traité de l'œil artificiel. Ce travail manque d'originalité : en bien des points, il n'est que la reproduction de la thèse de Haug. Au point de vue pratique, Hazard-Mirault semble avoir amélioré le côté matériel de l'œil artificiel, quoique Ritterich ne puisse pas distinguer les yeux de Hazard de ceux des autres fabricants.

Il nous apprend les noms de quelques ocularistes l'ayant précédé : Carré, Rho, Auzou et Gaucher, en leur reprochant d'ailleurs d'avoir voulu « imiter la nature, qu'ils ne connaissaient pas » et il en profite pour recommander les talents de son oncle, Charles-François Hazard : « il était doué d'une adresse naturelle qui le faisait triompher des difficultés de presque tous les arts ».

Les yeux de Hazard-Mirault étaient usés en six mois.

Cloquet (4) et Marjolin (5) ne nous apprennent rien de particulier sur le sujet, pourtant le premier conseille de renoncer à l'emploi de l'œil artificiel « quand il cause dans l'intérieur de l'orbite une irritation et par suite l'ulcération des paupières....

(1) Dionis, Cours d'opérations de chirurgie, revu par Georges de la Faye. Paris, 1773, p. 573.

(2) Stack, cité par Hazard-Mirault, p. 21.

(3) Hazard-Mirault, Traité pratique de l'œil artificiel. Paris, 1818.

(4) J. Cloquet, Dict. de méd., Paris, 1826. Art. Œil artificiel, t. XV, p. 285-286.

(5) Marjolin, Dict. de méd. Paris, 1827. Art. Prothèse, t. XVII, p. 536.

... Mieux vaut une difformité que les conséquences d'une semblable irritation pour l'œil sain et le cerveau ».

Marjolin insiste pour que l'adaptation des pièces artificielles soit surveillée par un médecin instruit : et « l'on voit, dit-il, combien il est nécessaire que des connaissances anatomiques précises président à leur confection, afin qu'elles soient en harmonie avec les mouvements des organes et qu'elles n'exercent pas sur eux une action partielle et même quelquefois nuisible ».

Desjardin (1) fils consacre dans sa thèse quelques lignes à l'œuvre de son père, qu'il nomme *ophtalmoplastie.* « Par ophtalmoplastie, j'entends cet art réparateur qui a pour objet de modeler en émail une pièce de prothèse destinée à être introduite dans la paupière pour faire disparaître la difformité qui résulte de la perte de l'œil. »

Mackenzie (2) consacre un chapitre entier à l'adaptation de l'œil artificiel : il ne nous enseigne rien de nouveau, mais il est le premier à conseiller l'usage de petites pièces et de n'en augmenter leur volume que progressivement pour permettre au malade de s'habituer à l'œil artificiel.

En 1840 apparaissent les premiers écrits de Boissonneau.

Nous connaissons les reproches que lui ont adressés Ritterich et Pansier, mais nous serions trop partial si nous entreprenions de le défendre. On ne trouvera pas que notre respect filial nous entraîne trop loin si nous nous permettons de dire qu'on s'est peut-être montré sévère à son égard et qu'il aurait été au moins juste que l'importance de l'œuvre n'en fût pas diminuée.

Si l'on écarte toute la louange personnelle que Boissonneau s'est décernée, il reste de lui différentes améliorations, dans la

(1) Desjardin, Essai sur l'hydropisie, suivi de réflexions sur l'ophtalmoplastie. Thèse, Paris, 1837.

- Prothèse : Œil artificiel. *Bull. de Thérap.*, 1834.

(2) W. Mackenzie, Traité pratique des maladies des yeux.

composition de son émail, la technique de sa fabrication, et la forme de ses yeux.

Au point de vue historique, Boissonneau (1) attribue à Demmenie, souffleur de verre à Amsterdam, d'avoir le premier employé l'émail pour la confection des yeux artificiels. Enfin il semble être l'inventeur du mot « ocularisté » qui n'avait jamais été employé avant lui : les Romains désignaient le fabricant d'yeux artificiels (pour statues) du nom de *faber ocularius*; Bernard Palissy, du nom d'*ocularier*; depuis Boissonneau, on l'appelle *oculariste*.

Parmi les opinions favorables à Boissonneau, nous citerons celle de SCHAUENBURG (2), tout en faisant les réserves qu'il convient sur les motifs qui, d'après cet auteur, rendent plus précieux les progrès de l'ocularistique :

« Je tiens, dit-il, à donner une valeur scientifique à la prothèse oculaire, d'autant plus que l'iridectomie la rend actuellement plus souvent nécessaire. C'est ainsi qu'on pourra réparer ou du moins cacher dans le temple d'Esculape les péchés qui y sont commis. C'est là une précaution indispensable pour que la terreur que les malades ont de ce temple ne devienne pas immense. »

En 1844, ABBAS (3) publie une notice sur l'œil artificiel : « L'auteur fait l'histoire de l'œil artificiel et indique les meilleurs procédés de fabrication. Il tourne en ridicule les prétendus secrets et perfectionnements de quelques fabricants. Il reproduit à cette occasion des prospectus, des réclames tirées de journaux de divers pays et s'en amuse avec infiniment d'esprit. »

(1) BOISSONNEAU, Mémoire sur la prothèse oculaire. Paris, 1840. — Formulaire des indications pathologiques pour diriger par correspondance l'exécution des yeux artificiels. Paris, 1848. — Yeux artificiels mobiles. Paris, 1849. — De la restauration de la physionomie chez les personnes privées d'un œil. Paris, 1858.

(2) HERMANN SCHAUENBURG, Ueber den Gebrauch Kunstlicher (Boissonneau'scher) augen. Lahr., 1862.

(3) ABBAS, On the artificial eye. London, 1844.

En 1847, WARTON (1) consacre un chapitre à l'adaptation de l'œil artificiel, mais il n'ajoute rien à ce qu'avait dit Mackenzie.

En 1852, RITTERICH (2) publie son traité de l'œil artificiel. C'est un ouvrage dans lequel les auteurs qui ont écrit sur la question après lui, ont pu trouver des renseignements utiles. Toutefois le nombre des indications originales est assez restreint; nous aurons l'occasion de les citer plus loin. Une analyse détaillée de son œuvre serait superflue.

En 1862, DEBOUT (3) fait paraître quelques observations de prothèse oculaire que lui a fournies Boissonneau fils. Il nous apprend que le docteur M., son prédécesseur à la direction du *Bulletin général de thérapeutique*, portait un œil artificiel et que personne de ses clients ou de ses élèves ne s'en était aperçu.

En 1870, GAUJOT et SPILLMANN (4) consacrent un long chapitre à la prothèse :

« Le premier perfectionnement fut apporté, disent-ils, par un verrier de Nevers qui en 1740 supprima la plaque métallique et fit des yeux tout de verre peint. » Mais nous avons vu que l'œil de verre existait déjà en 1655 (Worm).

Pour eux, Hazard-Mirault aurait été le premier à faire une cornée transparente séparée par une chambre antérieure de l'iris, situé à 3 millimètres en arrière. Mais d'après Ritterich les yeux que Haug avait entre les mains et ceux que fabriquait Hazard avaient exactement la même épaisseur (1 ligne et demie) au niveau de l'iris.

Ces auteurs consacrent aussi quelques lignes à Boissonneau :

(1) JONES WARTON, Ophtalmic medecine and chirurgy. London, 1847, p. 204.

(2) RITTERICH, Das kunstliche Auge. Leipzig, 1852.

(3) DEBOUT, Restauration de l'organe de la vision. *Bull. gén. de Thérap.*, 1863-1865.

(4) GAUJOT et SPILLMANN, Arsenal de la chirurgie contemporaine. Paris, 1870, t. II, p. 3.

« Les émaux de Mirault devenaient rugueux en cinq ou six mois, ceux de Boissonneau peuvent durer un an sans offrir cette altération. »

Beaucoup d'ophtalmologistes contemporains ont parlé dans leurs traités de l'œil artificiel, mais tous ont reproduit ce qu'avaient dit leurs prédécesseurs.

En 1883, Klaunig (1) publie une nouvelle monographie de l'œil artificiel. C'est une étude très scientifique de la prothèse oculaire : elle est basée sur des données trop mathématiques qui mettent quelquefois leur auteur en désaccord avec les faits cliniques : elle est plus savante que la notice de Ritterich et ne présente pas le même intérêt qu'elle (Pansier).

Enfin, en 1895, paraît le traité de l'œil artificiel de Pansier (2). Ce travail est assurément le meilleur et le plus complet que nous possédions à ce jour sur la question ; nous n'en entreprendrons pas l'analyse détaillée : nous aurons l'occasion, au cours de cette étude, d'en faire de nombreuses citations.

(1) Moritz Klaunig, Das kunstliche Auge. Leipzig, 1883.
(2) Pansier, Traité de l'œil artificiel. Paris, 1895.

CHAPITRE II

L'ŒIL ARTIFICIEL ACTUEL

SOMMAIRE. — L'œil artificiel actuel est en émail. C'est la seule substance qui réponde au but qu'on veut atteindre, et l'on doit rejeter les pièces en métal, porcelaine, verre, vulcanite ou celluloïd.

L'œil artificiel a la forme d'une coque dont la face antérieure convexe porte les émaux colorés qui répondent à l'iris et aux vaisseaux scléroticaux.

La face postérieure est concave et entre en rapport avec le reliquat de conjonctive bulbaire ou le moignon du globe.

Le bord n'est pas régulièrement circulaire : il porte à sa partie supéro-interne une encoche qui est destinée à éviter la compression du nerf nasal externe.

Les yeux *réformés* à double coque ne répondent pas à un besoin et sont avantageusement remplacés par des pièces dont les bords sont épaissis et évasés, qui ont la même qualité (bords mousses) sans les inconvénients (impossibilité de retouches, fragilité, poids, éclatement spontané).

Les yeux artificiels furent d'abord faits d'or, d'argent, de plomb, puis de verre et de porcelaine. Nous possédons même un œil d'origine chinoise ou japonaise, dans lequel la sclérotique est figurée par un bloc d'ivoire, où est enchâssé un iris de porcelaine. Nous n'avons trouvé nulle part la description de cette pièce ; il est à supposer qu'on en parle dans la littérature orientale, mais on est forcé de lui refuser toute qualité pratique, à cause des aspérités qu'amène cet enchâssement.

Toutes ces matières offraient de tels inconvénients qu'on les a de nos jours tout à fait abandonnées pour les remplacer par l'émail. Mais l'émail étant fragile, on a voulu lui substituer, sans succès d'ailleurs, des substances plus résistantes.

1° Yeux artificiels en vulcanite et en celluloïd.

C'est ainsi qu'en 1881, Nieden (1) proposa l'usage d'yeux en vulcanite grise dans laquelle était inséré un iris en émail.

En 1884 van Duyse (2) donna une description détaillée de la fabrication et de l'adaptation de ces yeux en vulcanite.

« Sur un moule de gypse stéariné et obtenu avec la face concave d'un œil d'émail de la dimension voulue, on applique une mince plaque de cire ramollie ou d'une masse dite de *Stent* qui sert également à la formation des empreintes et qu'on égalise au chalumeau, après avoir fixé à l'endroit voulu l'iris en verre émaillé. Ce dernier proviendra par exemple d'un œil d'émail dont la sclérotique a été brisée. La rondelle cornéenne présentée à la roue de corindon d'une petite meule se laisse nettement arrondir.

« La pièce de cire ou de stent pourvue de la cornée représente exactement les dimensions de l'œil de vulcanite à former.

« Dans la moitié inférieure d'un *moufle* de fonte qu'on emplit d'une gelée de plâtre, on enfonce la ou les coques de cire, la surface convexe tournée en bas, jusqu'à ce que les bords soient de niveau avec la surface du gypse. La pièce de cire est préalablement enduite d'une couche légère d'huile.

« La moitié supérieure du moufle étant adaptée sur l'inférieure, on verse par l'ouverture de la première une coulée de gypse; on ferme le moufle de fonte et on le transporte à l'étau où il est serré. Il est ensuite chauffé, ce qui chasse l'eau du gypse et fond la cire, tout en respectant la position de la cornée de verre et permet de passer à l'opération du *bourrage*; elle consiste à introduire dans le creux de la matrice de petits morceaux de vulcanite ramollie que l'on y tasse fortement. Le moufle est encore une fois refermé, serré à l'étau ou à la presse et finale-

(1) Nieden, *Centralblatt für p. Augenh.*, 1881, p. 37.

(2) Van Duyse, *Ann. de la Soc. méd. de Gand*, 21 juil. 1884.

ment transporté dans un appareil à vulcaniser pour y séjourner pendant une heure dans la vapeur d'eau à 310°.

« La fin de l'opération consiste dans le nettoyage et le polissage de la pièce artificielle, que l'on plonge dans l'alcool rectifié et qu'on expose au soleil pour la blanchir. On peut y simuler des vaisseaux en insinuant dans le moule, pendant le bourrage, des filaments très ténus de vulcanite rose. »

Frohlich (1) remplace la vulcanite par le celluloïd : avec un œil d'émail ordinaire qu'il bourre de stent ramolli à l'eau chaude, il prend l'empreinte exacte du fond de l'orbite, obtenant les saillies en creux et les dépressions en relief. L'œil artificiel s'obtient en comprimant du celluloïd dans une matrice de gypse, correspondant au volume de l'empreinte. On a eu soin auparavant de séparer la coque d'émail du bloc de stent pour façonner sur ce dernier avec de la cire la partie antérieure du globe et y insérer un iris en émail. Pour faire les vaisseaux, on creuse avec une aiguille à la surface de l'œil artificiel de petites rigoles irrégulières qu'on comble avec du ciment d'Eisfelder coloré en rose.

Tandis que Hamecher (2) et Hermann Cohn (3) recommandent les yeux en celluloïd comme étant très légers et simulant bien l'œil véritable, Meurer et Pansier ne se font pas faute de condamner ce mode de prothèse :

« Les yeux artificiels en celluloïd, dit Meurer (4), ne se cassant pas, se taillant facilement sur les saillies et les creux de la cavité orbitaire modifiée, ont séduit beaucoup d'ouvriers qui étaient effrayés de la cherté de l'émail.

« Ces yeux n'ont pas la vie et le brillant des yeux en émail, mais ils suffisent à satisfaire les goûts esthétiques des pauvres

(1) Frohlich, Prothèse en celluloïd. *Klinische Monatsblatter für Augenh.*, 1881, p. 349.

(2) Hamecher, Yeux artificiels en celluloïd. *Soc. opht. d'Heidelberg*, 15 sept. 1881.

(3) Hermann Cohn, Yeux artificiels en vulcanite et en celluloïd. *Centralzeitung f. Opht. und Meckan.*, 1888.

(4) Meurer, Inconvénients des yeux artificiels en celluloïd. *Province médicale*, n° 32, 1889, p. 379.

gens qui préfèrent la solidité et le bon marché à la beauté.

« Ces yeux en celluloïd sont incassables et rendent ainsi de grands services aux travailleurs qui sont soumis quelquefois à de rudes chocs qui font sortir de l'orbite les pièces artificielles et les exposent à se briser en tombant. Le renouvellement de cette pièce, quand elle est usée, est facile, et, chose qui la rend appréciable à certains malades qui n'aiment pas à voir le médecin toutes les fois qu'ils en auraient besoin, c'est qu'avec un couteau, cette pièce peut se tailler, se travailler, pour laisser la place aux brides et aux bourgeons qui se forment sur les moignons. »

Mais ces pièces favorisent la production de phénomènes inflammatoires, et, si elles sont bien tolérées pendant trois ou quatre mois, « à partir de ce moment leur composition chimique est probablement modifiée par les liquides de la cavité orbitaire, par les larmes qui les humectent constamment et leur présence devient une cause d'inflammation du moignon. Celui-ci devient rouge, bourgeonnant : une sécrétion purulente s'accumule en arrière de la pièce, ou s'écoule par les échancrures qui y ont été pratiquées; si des douleurs surviennent, le malade doit quitter la pièce artificielle ».

Après la guérison, « s'il remet sa pièce en celluloïd, il ne tarde pas à venir réclamer de nouveaux soins ».

Meurer reproche encore à ces yeux de prendre, après quelques semaines d'usage, une odeur fétide rappelant celle du brome : le celluloïd est du camphre monobromé et il est probable qu'à certains moments, le brome est mis en liberté. Enfin, il constate qu'ils se déforment à la chaleur et cite le cas d'un pâtissier porteur d'une pièce en celluloïd dont la sclérotique s'était ramollie et déformée à la chaleur du four.

Pour Pansier (1), les yeux artificiels en vulcanite ou en celluloïd n'ont pas d'avenir : pour être inoffensifs, ils doivent être renouvelés tous les trois mois et alors ils deviennent aussi chers

(1) Pansier, Traité de l'œil artificiel. Paris, 1895, p. 119.

que des yeux en émail. « L'Allemagne nous fournit, dit-il, à bon compte des yeux en celluloïd faits de deux pièces ; la modicité de leurs prix est leur seule qualité. »

Ces yeux sont très facilement inflammables et par conséquent dangereux pour les personnes qui les portent, mais, ils présentent surtout un inconvénient qui suffirait lui seul à les faire condamner : au niveau de l'union de l'iris avec la sclérotique il existe toujours une solution de continuité, qui s'accentue par l'usage, entre l'émail et le celluloïd. Il en résulte un bord tranchant circulaire (fig. 4) qu'on sent facilement avec le doigt et sur lequel vient frotter la conjonctive qui se blesse à chaque mouvement de fermeture ou d'ouverture des paupières.

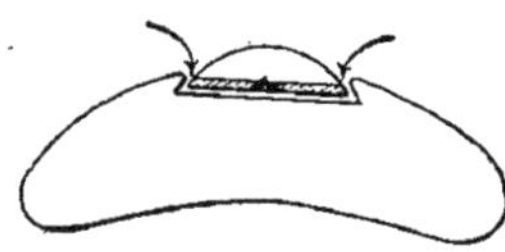

Fig. 4. — Œil artificiel en celluloïd : il existe un sillon à bords tranchants entre l'iris et la sclérotique.

Toutes les pièces faites de deux substances différentes, comme le celluloïd et l'émail, l'ivoire et la porcelaine doivent être laissées de côté, l'émail étant actuellement la matière qui répond le mieux à tous les besoins de la cause.

2° Yeux artificiels en émail.

L'œil artificiel, avons-nous dit, est une petite coque en émail parfaitement poli, dont la face convexe donne l'image exacte de la partie antérieure de l'organe perdu : toutes les parties visibles de l'œil, la cornée, les teintes et les radiations de l'iris, l'ouverture pupillaire, la sclérotique et les vaisseaux qui sillonnent la conjonctive sont imités fidèlement. La face postérieure concave est telle que sa surface et le contour de ses bords soient en rapports exacts avec la conformation de la cavité orbitaire et avec le moignon, s'il en existe un.

Sa forme, variable suivant les cas, rappelle celle d'un segment de sphère, ou d'un segment d'ellipsoïde de révolution.

Son volume est généralement moindre que celui de l'hémisphère antérieur du globe oculaire perdu.

Cet organe artificiel est maintenu en place par les moyens suivants :

Sa face postérieure s'appuie par ses bords sur les culs-de-sac parfois renforcés par les différents moignons que nous étudierons plus loin.

Sur la face antérieure, s'appliquent les paupières qui maintiennent la pièce avec assez de solidité pour que, dans aucun cas, les mouvements les plus violents ne puissent la faire tomber.

Le segment qui se loge derrière la paupière inférieure, décrit généralement une courbe régulière.

Celui qui se place sous la paupière supérieure présente un contour irrégulier : il est très développé dans sa partie externe, mais échancré dans sa portion interne. C'est cette encoche qui permet de reconnaître un œil droit d'un œil gauche ; pour mettre une pièce en position, on dirige en avant la face convexe, en haut et en dedans la partie échancrée du bord (fig. 5).

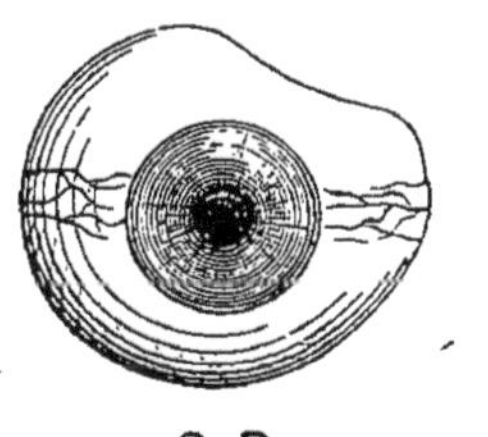

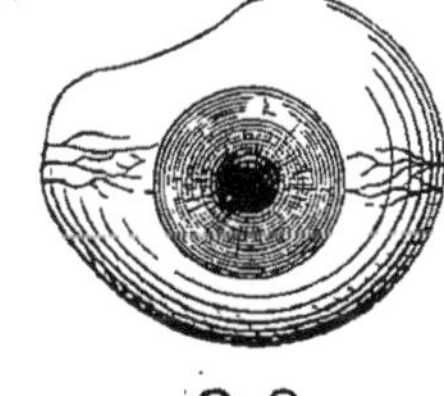

Fig. 5. — Un œil artificiel destiné au côté droit (O. D.) et un œil artificiel pour le côté gauche (O. G.).

Nous n'insisterons pas sur les différentes raisons qu'on a données pour expliquer la nécessité de cette encoche. Pansier (1) lui fait jouer un rôle dans l'écoulement des larmes accumulées derrière la coque, et, comme conséquence, indique qu'elle doit être placée en bas. Boissonneau père (2), qui le premier l'a faite, la plaçait en haut ; il avait remarqué que la partie supéro-interne de l'orbite était sensible lorsqu'une coque d'émail s'appuyait sur elle ; il pensait que c'était l'os unguis qui devenait le siège d'une irritation mécanique. Boissonneau fils attribuait cette sensibilité

(1) PANSIER, Traité de l'œil artificiel. Paris, 1895, p. 60.

(2) BOISSONNEAU père, De la restauration de la physionomie chez les personnes privées d'un œil. Paris, 1858, p. 8.

à la compression qu'exerçait la pièce sur la poulie et le tendon direct du grand oblique.

Notre opinion s'écarte légèrement de celle de ce dernier auteur ; nous pensons que, si la cause d'intolérance siège bien dans la région du grand oblique, comme cela semble, il est plus satisfaisant de l'attribuer au seul organe sensitif qui puisse donner lieu à des phénomènes douloureux dans cette région : le nerf nasal, branche de l'ophtalmique et dont le trajet est décrit comme suit par Cunéo dans l'anatomie de Poirier (1). Après que le nasal a émis le rameau nasal interne, « le *nasal externe*, encore appelé nerf *infratrochléaire*, continue la direction du tronc principal (nerf nasal). Il longe le bord inférieur du grand oblique à 7 ou 8 millimètres environ du rebord orbitaire,... et se divise en trois rameaux terminaux : lacrymal, nasal, palpébral ».

A l'appui de notre opinion, nous citerons le fait de plusieurs de nos malades chez qui l'absence d'encoche à la partie supéro-interne de leur pièce provoquait des phénomènes douloureux et nauséeux qui paraissent bien se rapporter à l'irritation de filets émanés du trijumeau, surtout si nous considérons les connexions du nasal avec l'organe du système nerveux sympathique de la région, le ganglion ophtalmique.

Nous voyons donc, 1° que cette hypothèse concorde sur la localisation de la douleur avec l'observation due à l'expérience de Boissonneau ; 2° qu'elle est d'accord avec les données anatomiques ; 3° qu'elle nous conduit à placer l'encoche à la partie supéro-interne de la pièce.

Paris a eu longtemps le monopole de la fabrication des yeux artificiels ; ce n'est pas encore une industrie très répandue : il existe quelques ocularistes isolés en Angleterre, en Amérique et en Autriche. Dans tous les autres pays, la plupart des yeux qu'on trouve sont des yeux allemands qui, étant données leur grande expansion et les différences qu'ils offrent avec les produits français, méritent une description spéciale.

(1) Poirier, *Traité d'Anatomie*, t. III, p. 809.

L'œil artificiel fabriqué à Paris est pour les connaisseurs facile à reconnaître : le fond de l'iris vu à l'envers est de la même couleur que l'iris vu à l'endroit. Dans les yeux allemands, il est masqué par une couche d'émail blanc, qui se continue avec la sclérotique (1).

L'émail de nos yeux est en général plus épais au niveau de la sclérotique et plus mince au niveau de l'iris que celui des yeux allemands. De plus, et c'est là le point le plus digne de remarque, les yeux allemands ont presque toujours des bords très tranchants : l'iris étant par le procédé même de fabrication plus lourd qu'il n'est utile, les fabricants sont obligés, pour éviter un poids excessif, de faire une sclérotique légère et par conséquent des bords minces et coupants (fig. 6).

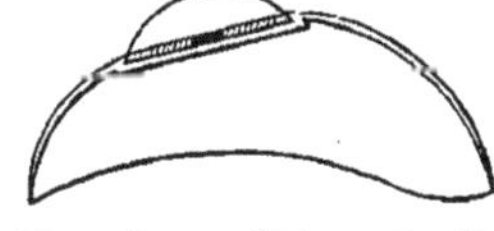

Fig. 6. — Pièce de fabrication allemande à bords tranchants.

C'est l'usage répandu de ces pièces, construites à bas prix en grandes quantités, dont les bords sont amincis, qui a amené Borsch (2), de Philadelphie, et Snellen (3), à faire construire des yeux à double paroi.

Ces yeux, qu'on appelle couramment *yeux réformés*, dont Borsch revendique l'invention, offrent, dit-on, le triple avantage d'avoir plus de mouvements, de donner plus de saillie que les yeux à simple coque et enfin de n'amener aucune mucosité.

Au point de vue du relief et du mouvement, on comprend mal le rôle de la doublure de la coque antérieure : les premières pièces fabriquées d'après ce principe offraient, il est vrai, une paroi postérieure plane ou à peu près (fig. 7) qui, en s'appliquant sur le moignon, pouvait recevoir de lui un mouvement très notable et qui donnait plus de saillie à la prothèse. Mais on s'aperçut vite que le diamètre antéro-postérieur trop grand qu'on était obligé de donner à ces pièces favorisait l'ectropion et la

(1) De la différence de fabrication, chap. III.

(2) J.-L. Borsch, *Ophtalmic Record*, The Closed Artificial Eye, may 1901.

(3) Snellen, *Société hollandaise d'Ophtalmologie*, Rotterdam, 1898; *Congrès international d'Utrecht*, août 1899.

chute de la paupière inférieure. De plus, le centre du moignon, même après l'énucléation, reste le plus souvent sensible et le port de ces yeux amenait presque toujours des migraines et des maux de tête qui forçaient les malades à les abandonner.

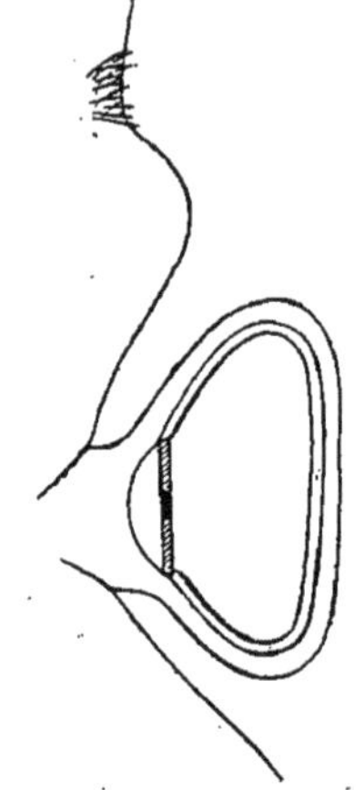

Fig. 7. — Les premiers yeux réformés offraient une paroi postérieure plane qui augmentait le mouvement, mais favorisait l'ectropion.

Pour remédier à cet état de chose, on s'applique aujourd'hui à donner le moins d'épaisseur possible à l'espace séparant les deux coques, la coque postérieure double exactement la coque antérieure (fig. 8). Ainsi, on évite de léser ou d'irriter le fond de l'orbite, mais du même coup, on supprime le bénéfice du relief et celui du mouvement.

Il ne reste donc que l'avantage des bords doublés qui, dit-on, n'amènent pas de mucosités.

Tous les praticiens qui ont essayé les yeux réformés en les substituant à des pièces à simple coque, et s'en sont déclarés partisans, les ont utilisés sur des malades porteurs d'yeux ordinaires amenant des mucosités; ils ont supprimé l'œil ordinaire, l'ont remplacé par un œil réformé, les mucosités ont disparu immédiatement.

Or ces mucosités pouvaient avoir trois causes : une pièce mal faite, à bords tranchants ou présentant des rugosités à sa surface, — une pièce mal adaptée, trop volumineuse, — ou enfin et surtout une pièce usée.

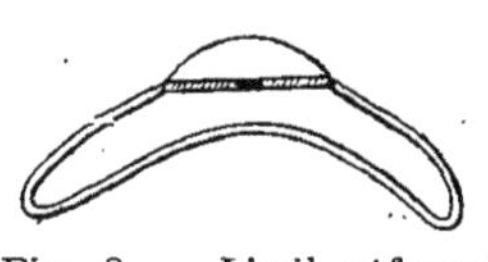

Fig. 8. — L'œil réformé actuel.

Mais si une pièce est défectueuse, par ses bords ou sa surface, si elle est trop grande, ou si elle est dépolie par un usage trop prolongé, et qu'on la remplace par une pièce neuve, sans défaut de fabrication, sans bords coupants et de volume convenable, les troubles cessent du jour au lendemain.

Au point de vue de la fragilité, les yeux à double paroi éclatent quelquefois spontanément : quand on les fabrique, on emprisonne une certaine quantité d'air entre la paroi antérieure épaisse et résistante, et la paroi postérieure mince et délicate. Si la différence de température entre l'air ambiant et l'air contenu dans la pièce, est trop grande, la tension des deux gaz peut la faire éclater : nous avons vu le fait se produire plusieurs fois, les pièces étant rangées dans des tiroirs ; mais l'accident peut arriver dans l'orbite du malade et revêt alors un caractère d'une certaine gravité.

MILIKEN (1) cite le cas d'un malade porteur d'un œil artificiel de Snellen qui éclata avec un bruit violent, blessant l'orbite et provoquant une hémorragie considérable.

Les yeux à double coque sont nécessairement un peu plus lourds (2) que les yeux à simple coque, mais nous ne croyons pas que ce caractère ait d'inconvénient grave si l'adaptation est bonne.

Enfin au point de vue de l'adaptation, les yeux à double coque offrent l'inconvénient capital de ne pas supporter de modifications une fois qu'ils sont fabriqués. Or tous les oculistes qui se sont occupés de prothèse oculaire savent combien il est rare, quelle que soit l'habileté de l'oculariste, qu'une pièce aille tout à fait bien et que son adaptation soit irréprochable dès le premier essai ; il est presque toujours utile d'apporter quelques modifications et on conçoit que si chaque pièce doit être recommencée, pour un petit défaut dans le regard ou le volume, rien ne prouve d'abord que dans la pièce refaite on ne se trouvera pas en face d'une autre imperfection, et enfin le prix de revient de l'œil définitif se trouvera augmenté dans des proportions considérables.

Pour toutes ces raisons, nous ne sommes pas convaincu d'une

(1) B.-L. MILIKEN, An unusual accident to a glass eye. *Ophtalmic Record*, avril 1904.

(2) On a dit que les yeux réformés étaient plus légers que les autres, en basant cette opinion sur le fait que l'œil réformé flotte sur l'eau, tandis que l'œil à simple coque tombe au fond du récipient. Cette propriété est due à la quantité d'air qui est renfermé dans la pièce et qui permet sa flottaison.

supériorité évidente des yeux à double coque. Nous avons cherché à établir un modèle qui présente leur seul avantage (la forme mousse des bords) et évite leurs inconvénients (fragilité, éclatement possible, poids plus grand, empêchement des retouches). Sur le conseil et les indications du Dr A. Terson (de Paris), nous avons construit un modèle de pièce dans lequel les bords sont évasés et épaissis et présentent sur une section la forme d'une larme (fig. 9). Nous avons eu l'occasion d'en adapter dans notre clientèle et à la clinique ophtalmologique de l'Hôtel-Dieu et les résultats que nous avons obtenus ont été très satisfaisants.

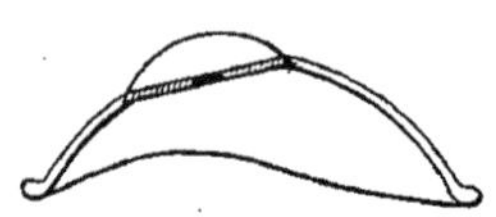

Fig. 9. — Œil artificiel dont les bords sont épaissis et évasés.

CHAPITRE III

FABRICATION DE L'ŒIL ARTIFICIEL

SOMMAIRE. — L'émail est un cristal opaque et se différencie du verre par la présence du silicate de plomb, qui remplace le silicate de calcium. On le colore à l'aide de différents oxydes métalliques.

L'œil artificiel se fabrique à la lampe d'émailleur en deux parties : la sclérotique est faite par soufflage d'une boule creuse montée sur un tube de verre; on y adapte l'iris recouvert par la chambre antérieure ; puis l'on découpe la coque, on la recuit et on la laisse refroidir lentement.

Nous croyons que notre spécialité ne peut que gagner à être connue, et nous rejetons toutes les prétentions aux secrets de fabrication dans lesquels se sont trop souvent renfermés les auteurs qui ont parlé de la prothèse oculaire. Ces prétentions, compagnes du charlatanisme, sont plus capables d'entraver les progrès de l'art que de le favoriser. Aujourd'hui, la fabrication de l'œil artificiel n'est pas plus un secret que la peinture, et nous croyons intéressant d'en dire quelques mots.

La matière employée est l'*émail* : cette substance prend au feu un poli parfait ; elle n'a aucune action irritante sur la muqueuse oculaire et a de plus l'avantage de résister suffisamment à l'action dissolvante des larmes et au frottement incessant des paupières, pour que l'usure ne se produise pas trop promptement.

Enfin l'émail permet de donner aux yeux les formes si variées que nécessite leur adaptation aux différents cas et d'imiter jusqu'aux moindres détails les couleurs de l'iris et de la sclérotique.

La dénomination d'émail appartient exclusivement aux cristaux plus ou moins opaques, colorés ou non.

Le verre est un silicate de potasse et de chaux, obtenu à haute température.

Le cristal, lui, — et l'émail est un cristal, — est un silicate de potasse et de plomb.

Les couleurs sont obtenues par l'adjonction au cristal d'oxydes métalliques.

Par exemple, le blanc opaque est obtenu par l'oxyde d'étain.

Le bleu indigo par l'oxyde de cobalt.

Le bleu céleste par l'oxyde de cuivre.

Le vert par un mélange d'oxyde de cuivre et de fer auquel on ajoute souvent du bichromate de potasse.

Le violet par l'oxyde de manganèse.

Le rouge par le protoxyde de cuivre.

Le jaune par l'oxyde d'argent, l'oxyde d'urane ou le charbon.

Le noir par les oxydes de cuivre, de fer et de manganèse.

Boissonneau eut le premier l'idée d'ajouter à ces émaux de l'oxyde blanc de bismuth, qui augmente leur résistance à l'humidité.

Ces émaux fondamentaux sont mélangés dans des proportions très variables qui donnent une gamme de tons très riche et très étendue dans chaque couleur.

On leur donne la forme de petits crayons unis à la surface desquels court un filigrane de couleur différente à celle du fond, qui permet d'obtenir les stries de l'iris.

L'œil artificiel, bien que sa forme soit très variée et demande à être très exactement semblable au modèle qu'on se propose d'imiter, n'est pas fait dans un moule : il est soufflé à l'air libre, à la flamme d'un chalumeau. C'est au jugé qu'on lui donne la convexité voulue : pour la hauteur des bords, on peut la mesurer au compas, mais la plupart du temps l'expérience permet de ne pas avoir recours à cet instrument.

L'artiste est assis à contre-jour devant une table munie d'un soufflet à pied. Une obscurité relative est nécessaire pour que la flamme puisse être vue dans toute son étendue : un chalumeau agissant sur les mèches d'une lampe à gaz, à alcool, à essence ou à huile, dirige la flamme en jet sur le point que l'on désire chauffer au maximum.

On prend d'abord un tube de cristal à l'extrémité duquel on dépose dans la flamme, gros comme un pois d'émail blanc, auquel on a auparavant donné la couleur voulue par un mélange approprié.

On porte cette gouttelette au rouge, et on la souffle jusqu'à lui donner le volume d'une petite noix : c'est l'ébauche de la sclérotique. On perce son extrémité supérieure, et, laissant cette boule montée de côté, on commence le travail de l'iris. Pour ce, se servant d'une baguette de cristal transparent comme support, on peint à une de ses extrémités le dessin et les tonalités de l'iris avec des crayons d'émail de différentes couleurs : la pupille est représentée par une gouttelette d'émail noir et les stries de l'iris par un bâton d'émail filigrané. On soude alors l'iris dans l'orifice de la boule montée préalablement préparée (1) ; on sectionne le cristal en ayant soin d'en laisser une gouttelette suffisamment épaisse pour donner l'illusion d'une chambre antérieure. Quelques filets rouges irrégulièrement disposés de chaque côté de l'iris indiquent les vaisseaux sanguins de la conjonctive.

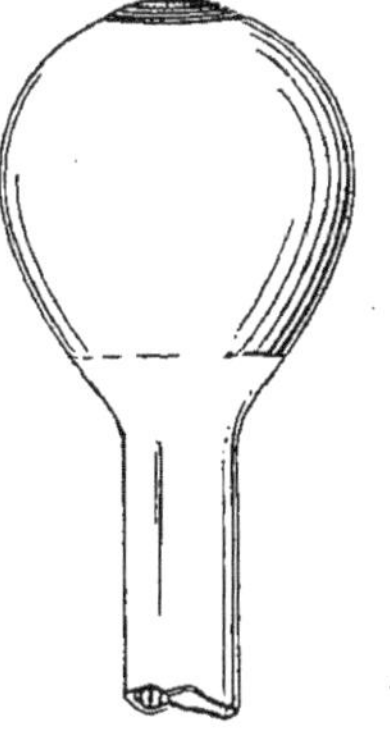

Fig. 10. — Pièce montée portant l'iris, prête à être coupée.

Il s'agit alors de donner à la pièce montée que l'on a obtenue (fig. 10) les courbures qui lui sont nécessaires et qui varient suivant les cas : le « soufflage » — c'est ainsi qu'on nomme cette dernière opération, — terminé, on procède à la « coupe ».

On détache le globe d'émail de son tube, et, tout en le chauffant constamment et régulièrement, on découpe suivant les besoins

(1) Les iris fabriqués en Allemagne sont directement dessinés ou soudés sur la boule sans que celle-ci soit perforée. Ce procédé qui augmente inutilement l'épaisseur de l'iris, et qui, par conséquent, rend moins profonde la chambre antérieure, est nécessité par la transparence des émaux, — de couleur beaucoup moins saturée que les émaux français, — qui sont ainsi vus sur un fond opaque leur donnant un peu d'intensité.

ses bords, à l'aide d'une petite baguette de métal chauffée : bien entendu toute cette opération se fait dans la flamme. Dans les yeux à double paroi de Snellen, la coupe est supprimée et remplacée par un temps dans lequel on laisse toute la partie postérieure du globe, qui, à dessein, a été soufflée très mince, retomber sur elle-même et doubler en quelque sorte la partie antérieure.

La pièce terminée demande encore des soins : on la fait recuire dans un four disposé de façon telle qu'elle puisse se refroidir lentement, méthodiquement, à l'aide de précautions qu'enseigne la pratique.

Il est bien évident que, dans chacune de ces opérations, le tour de main de l'artiste permet seul d'obtenir le résultat que l'on poursuit et que tout doit être fait sans désemparer ; une pause trop longue, une distraction, un faux mouvement, un coup de vent et la coquille se fend et éclate.

CHAPITRE IV

UTILITÉ DE L'ŒIL ARTIFICIEL

SOMMAIRE. — L'œil artificiel, facilement toléré par la conjonctive, est d'une utilité primordiale.

Au point de vue esthétique, il est plus qu'un instrument de luxe et de coquetterie; des raisons d'ordre social le rendent indispensable à tout monophtalme.

Au point de vue médical, il sert d'écran à l'œil quand celui-ci a conservé la sensation lumineuse et il améliore de ce fait la vision de l'œil sain. Il protège l'œil contre les agents extérieurs; il soustrait le moignon ou la cavité oculaire au frottement des cils et des paupières entropionnées; il permet le rétablissement des mouvements des paupières et prévient la viciation des rapports de celles-ci avec les culs-de-sac.

Enfin, chez les enfants qui ont perdu un œil, il assure le développement symétrique de la face.

L'application d'un œil artificiel exécuté convenablement et bien adapté à la cavité qui doit le recevoir ne donne lieu à aucun accident.

La conjonctive avec laquelle il est en contact est peu sensible et tolère facilement une pièce d'émail parfaitement polie.

Dans les cas où il est appliqué sur un œil possédant encore sa cornée, les points d'appui doivent être tels que cette membrane ne soit pas en contact avec le fond de la pièce et n'ait pas à souffrir de la présence de ce corps étranger.

Mais l'innocuité de la prothèse oculaire étant établie, il faut considérer son utilité : l'œil artificiel a pour but de remplacer, de prévenir et de guérir.

Il *remplace* l'œil perdu et rétablit la régularité de la physionomie.

Il *prévient*, lorsqu'il est appliqué en temps voulu, les troubles qui surviennent dans les fonctions des annexes de l'œil par suite de l'absence ou de la diminution du globe oculaire.

Enfin il contribue et suffit souvent à *guérir* les accidents qui peuvent se produire quand son application est faite longtemps après la perte de l'œil. Comme l'a dit Marjolin (1), « le but de la prothèse n'est pas seulement de suppléer à l'absence ou au défaut de certaines parties, elle offre encore un haut degré d'utilité, en facilitant ou en rétablissant l'exercice de diverses fonctions ».

Pour le médecin lui-même, la prothèse est une ressource précieuse qu'il peut offrir à son malade lorsque, malgré les soins opposés à l'affection, malgré l'habileté déployée dans l'exécution d'une opération, l'œil s'atrophie ou doit être extirpé.

Quand un état morbide de l'œil nécessite son énucléation, il est fréquent de voir le malade se plaindre d'avoir perdu son œil par la faute du chirurgien, quand il ne dit pas nettement : « C'est le docteur Un Tel qui m'a crevé l'œil. » Aussi un médecin avisé qui prévoit la perte de l'œil de son malade doit-il, le plus tôt qu'il le pourra, lui présenter comme une grande consolation la possibilité de remplacer l'organe disparu par un œil artificiel ; lui faire désirer l'ablation partielle ou totale d'un œil de vilain aspect, l'amener ainsi, pour des raisons esthétiques qui le touchent davantage, à souscrire à une opération qui s'impose pour d'autres motifs plus graves quelquefois.

Un cas particulier du rôle préventif de la prothèse est celui de la perte d'un œil chez un très jeune enfant. On sait que chez eux, à moins que le moignon soit très volumineux, l'énucléation ou l'atrophie du globe amène toujours un arrêt de développement de la région : « Les parois orbitaires, dit Deval (2), s'affaissent graduellement sur elles-mêmes, » et il s'ensuit une asymétrie très disgracieuse de la face.

Nous ne voulons pas prétendre que la prothèse évite complètement cette difformité; mais, lorsque les circonstances ont forcé

(1) Marjolin, *Dictionnaire de médecine*, Paris, 1827, art. Prothèse, t. XV, p. 285 et 286.
(2) Ch. Deval, *Chirurgie oculaire*, Paris, 1844, p. 330.

le chirurgien à intervenir, et, toutes conditions égales d'ailleurs, elle est un palliatif et retarde dans une certaine mesure la progression de l'atrophie.

Il va sans dire que les résultats dans ce sens seront d'autant meilleurs qu'on aura pu conserver un plus gros moignon.

La prothèse chez les enfants est donc plus une mesure préventive qu'une restauration complète.

1° Utilité esthétique.

On peut grouper sous deux chefs les avantages que nous donne la présence de l'organe visuel : il nous est utile au point de vue fonctionnel et au point de vue esthétique. Sa perte nous prive d'un organe de première nécessité, en même temps qu'elle a presque toujours pour conséquence une difformité d'un aspect plus ou moins désagréable, toujours visible, et dont ceux qui en sont atteints subissent sans cesse l'influence.

Si, moins heureuse que la prothèse dentaire, la prothèse oculaire est impuissante à rétablir les fonctions de l'organe qu'elle remplace, elle arrive à masquer la difformité, souvent de la manière la plus complète, et avec ces seuls résultats, elle est d'une utilité primordiale.

La perte de l'œil, détruisant fatalement l'harmonie du visage, éveille des sentiments attristants aussi bien chez ceux qui en sont seulement les spectateurs que chez celui qui en est la victime.

Pour celle-ci, elle fait naître le sentiment d'infériorité physique que provoquent toutes les infirmités visibles. Cette impression s'augmente chez certains individus de la répulsion qu'ils ont eux-mêmes et prêtent aux autres à la vue des dégâts occasionnés par la disparition de leur œil. Ce qu'ils éprouvent en voyant leur orbite vide est si pénible qu'ils évitent avec soin de se regarder dans un miroir. C'est parfois sur la sollicitation de l'entourage qu'on a recours à la prothèse. Nous avons été plusieurs fois appelé à faire l'application de deux yeux artificiels sur des aveugles, à la demande de leurs parents. Mais cette affectueuse pitié elle-même peut devenir pesante à l'intéressé.

Enfin, en dehors de ceux qui les entourent, les monophtalmes échappent difficilement à l'importunité des indifférents, qu'elle se manifeste par leur sollicitude exagérée, leur curiosité ou leurs moqueries.

Les prédispositions d'un caractère dépressible ajoutées à ces facteurs arrivent à créer chez certains sujets de véritables états neurasthéniques, des sortes de phobies, et ces malades, poursuivis par l'idée fixe qu'ils sont des sujets de répulsion, perdent tout ressort dans la vie et tombent dans une mélancolie que peut seule guérir la correction prothétique de leur infirmité.

Les conséquences d'un semblable accident sur la carrière de ceux qui en sont victimes ne sont pas moins désastreuses : l'entrée dans un emploi d'une administration publique est impossible et présente autant de difficultés dans un établissement privé. Et cependant nous connaissons d'excellents comptables dans les administrations, dans l'armée, des officiers très distingués qui doivent à l'usage d'un œil artificiel d'avoir pu continuer leur carrière.

« Pour les ouvriers, les employés, pour les domestiques, il y a plus encore, la prothèse oculaire est une véritable question vitale, car ces malheureux sont impitoyablement refusés lorsque la perte d'un œil ou son atrophie donne lieu à une difformité apparente. La loi de 1898 sur les accidents du travail a augmenté dans de telles proportions la responsabilité du patron que celui-ci hésitera toujours à embaucher un ouvrier qui a une tare si apparente » (M. le professeur De Lapersonne) (1).

L'œil artificiel est donc autre chose qu'un simple objet de luxe ou de coquetterie : et si, même, à ce point de vue, il rend souvent des services, il est encore une nécessité vitale, et,

(1) De Lapersonne, Leçon clinique faite à l'Hôtel-Dieu de Paris, le 30 janvier 1903, et publiée dans *l'Écho médical du Nord* du 8 mars 1903.

comme l'a observé Ritterich, le pauvre préfère se passer de tout plutôt que de son œil artificiel.

2° Utilité prophylactique et thérapeutique.

Lorsque l'usage des yeux artificiels se répandit, lorsque leur application devint plus satisfaisante, on s'aperçut que l'on pouvait, avec leur concours, prévenir bien des accidents, faire disparaître bien des troubles, qui sont la conséquence de la perte d'un œil.

A. — S'il existe un moignon.

1° Il peut se faire que, le globe ayant conservé son volume normal ou n'étant que faiblement atrophié, la vision étant abolie, la perception de la lumière subsiste encore. Cette demi-vue, confuse, presque nulle, dans tous les cas inutile, est toujours une gêne pour l'œil sain, dont elle détruit la netteté visuelle.

Dans ce cas, l'œil artificiel, agissant à la manière d'un écran opaque, améliore la vision, ce que le malade peut ignorer jusqu'au jour où il porte une pièce et où il est à même d'apprécier l'amélioration que donne à la vision de l'œil sain la suppression de la lumière nuisible qui pénétrait dans son œil malade.

« Je vois mieux, dit-il quelquefois, lorsque je porte mon œil artificiel. »

Ces phénomènes s'observent dans les cas de larges leucomes de la cornée, d'atrophie du globe, ou d'ablation d'un staphylome, le tissu cicatriciel étant alors assez mince pour laisser passer les rayons lumineux. D'après Gaujot et Spillmann, ces troubles sont parfois si pénibles qu'ils font songer à la nécessité d'une énucléation. Mais nous croyons, avec Pansier, que la présence de l'œil artificiel suffit à supprimer ces sensations lumineuses.

2° La pièce artificielle protège l'œil et le soustrait à l'action irritante des agents extérieurs, du vent, du froid et des poussières.

3° Enfin il suffit souvent du frottement de la paupière supérieure sur la surface irrégulière d'un globe atrophié, ayant conservé en partie sa cornée sensible ou hyperesthésiée, pour que cette cause incessante d'irritation produise une inflammation permanente, que supprime seule la coque, agissant comme un isolateur placé entre les paupières et le moignon oculaire.

Il nous semble inutile d'insister sur le cortège de symptômes douloureux et infectieux que peut amener cette complication. Il suffit de songer à ce que le trichiasis provoque sur des yeux moins pathologiques que ne le sont dans la plupart des cas ceux dont nous parlons. Sur une cornée cicatricielle, quelquefois amincie et ectasiée, troublée dans sa sensibilité et son trophisme, on comprend que l'irritation permanente due au frottement de cils plus on moins infectés provoque plus facilement encore des kératites ulcéreuses, des douleurs, etc.

Le port de l'œil artificiel redresse les paupières, s'oppose à l'entropion, et son résultat équivaut ainsi à celui d'une véritable opération dirigée contre cet accident et ses conséquences. Même au cas où il ne guérit pas cet entropion, et où les paupières abandonnées à elles-mêmes reprennent leur position vicieuse, il s'interpose entre les cils et la cornée et protège celle-ci d'une manière très efficace.

B. — Si l'œil a été énucléé.

La paupière supérieure s'affaisse au-devant de la cavité. Le point d'appui, qui permet au releveur d'agir, venant à manquer, la paupière est inerte ; il s'ensuit un état d'atonie, un véritable ptosis qui disparaissent lorsque la pièce est en place.

Les culs-de-sac et les points lacrymaux sont déplacés ; les mouvements des paupières ne favorisent plus le cours des larmes ; ces dernières s'écoulent en partie sur la joue, surtout par l'angle externe, qui ne tarde pas à s'excorier ; l'autre partie s'accumule dans le cul-de-sac inférieur, et cette stagnation de liquides où cultivent facilement les micro-organismes amène vite une conjonctivite intense, rebelle à tout traitement médical. Si cet état se prolonge, la conjonctive s'épaissit ; sa réaction se traduit par la production de fines granulations, puis de bourgeons. On assiste à un vrai travail de rétraction cicatricielle : bientôt le cul-de-sac inférieur s'efface, et la paupière s'ectropionne.

D'autres fois, la paupière supérieure tombe dans le cul-de-sac inférieur ; les cils y barbotent, érosionnent la conjonctive et déterminent de l'irritation et des mucosités abondantes : les paupières et leur bord libre rougissent, se tuméfient ; les cils tombent, et ceux qui résistent sont constamment agglutinés par un magma muco-purulent à la fois malpropre et gênant.

L'usage précoce d'un œil artificiel empêche ces accidents de se produire ; quand ils sont constitués, son emploi, bien que tardif, les fait disparaître.

Nous voudrions dire ici un mot des procédés thérapeutiques qu'on a quelquefois tentés et qui se rattachent à la prothèse.

L'idée est venue à certains praticiens de maintenir sur l'œil, au moyen d'une coque transparente, des topiques médicamenteux (pommades ou poudres). Les mêmes appareils ont pu servir à isoler, entre elles ou avec la cornée, des surfaces conjonctivales bourgeonnantes, ou à protéger la cornée afin de permettre des cautérisations énergiques de la conjonctive (Galtier)(1). Enfin Albini (2) a employé de ces cupules pour traiter la conjonctivite granuleuse, où elles agiraient par pression sur la face interne des paupières, et il a essayé la réduction de staphylomes peu volumineux par l'application de petites plaques métalliques qu'il appelait des *opistoblephari* et qui, par une pression uniforme sur l'œil, devaient ramener cet organe à sa forme normale. Mais ces procédés semblent aujourd'hui abandonnés.

On a aussi tenté, à différentes époques, d'utiliser les yeux artificiels dans le traitement des symblépharons partiels ; mais il n'est

(1) Galtier, *Annal. d'oculist.*, 1892, t. CVII, p. 429.

(2) Albini, Opistoblephari, *Annal. d'ocul.*, 1871, t. LXV, p. 188.

pas à notre connaissance qu'ils aient été d'une utilité qui puisse les faire admettre dans la pratique : jamais ils n'ont pu s'opposer à la réunion des parties excisées. — Nous avons même toujours observé l'inconvénient suivant : l'œil artificiel ou la coque de cristal, repoussé avec force par le travail de cicatrisation, opère sur le cul-de-sac opposé une contre-pression telle qu'il le fait éclater : la conjonctive distendue se rompt en ce point et donne naissance à un bourrelet cicatriciel qui atteint parfois la grosseur du petit doigt.

DEUXIÈME PARTIE

ADAPTATION DE L'ŒIL ARTIFICIEL

CHAPITRE V

QUALITÉS QUE DOIT POSSÉDER UN ŒIL ARTIFICIEL

SOMMAIRE. — L'œil artificiel doit *s'adapter* aux cavités que lui offrent les différents cas. Cette adaptation doit lui permettre d'être semblable à l'œil congénère et d'être facilement toléré.

Les qualités grâce auxquelles il peut répondre à ces deux postulats sont tirées, d'une part de la matière qui le compose et du choix des émaux colorés, d'autre part, de son épaisseur et de son poids, de l'arrondi de ses bords, de la régularité de ses faces, de l'appropriation de son volume et de la valeur de ses courbures, en un mot de tout ce qui compose sa forme et lui assure la plus grande mobilité possible.

Pour obtenir la tolérance et les mouvements, les points d'appui de la pièce doivent se répartir régulièrement, sans prédominance des bords ni du fond.

Toutes ces choses égales, la mobilité varie avec celle du moignon.

L'œuvre de l'oculariste réside principalement dans l'acte de l'*adaptation*, qui peut se définir le *travail nécessaire à la confection d'une pièce en vue d'un cas donné.*

L'adaptation doit avoir en vue :

1° D'éviter que la pièce devienne la cause d'aucune gêne.

2° D'imiter la couleur, le volume, le relief et les courbes de l'œil sain et d'utiliser au profit des mouvements à faire exécuter à l'œil artificiel tout le jeu que les muscles peuvent encore lui communiquer.

Pour résoudre ce problème, l'oculariste doit tenir compte des surfaces qu'il a à mettre en rapport et modifier celles qui lui appartiennent, en respectant celles qui lui sont imposées.

1° L'œil artificiel doit être facilement supporté par la cavité orbitaire.

Si, dans l'application d'un œil artificiel, on doit chercher à atteindre l'imitation la plus parfaite de l'œil perdu, on ne doit conseiller son emploi qu'à la condition qu'il n'amène aucun accident et ne cause aucune gêne. La personne qui en fait usage doit l'oublier complètement : il lui arrive souvent d'être obligée de se regarder dans une glace ou de porter la main à l'œil, pour s'assurer de la présence de la coque. S'il en était autrement, si son usage était seulement gênant, il serait insupportable : la pièce doit rester sous les paupières pendant toute la journée, et l'irritation qu'elle produirait sur la conjonctive serait accompagnée d'une sécrétion plus ou moins abondante de mucosités ou de pus. Normalement, au contraire, l'œil artificiel doit seulement être baigné par des larmes limpides, et la présence parmi ces larmes de mucosités, même peu abondantes, montre que la pièce est défectueuse, trop grande, ou qu'elle commence à s'user.

2° L'œil artificiel doit être aussi semblable que possible à l'œil sain.

La restauration de la physionomie, le rétablissement des formes détruites exigent une imitation aussi parfaite que possible des couleurs, du volume, de la forme et des mouvements de l'œil sain. L'oculariste doit, pour atteindre ce but, envisager les points suivants :

A. — Matières dont est fait l'œil artificiel.

Une des conditions essentielles que doit réunir un œil artificiel réside dans la qualité des matières dont il est fait.

De cette condition importante dépendent :

1. La durée de son usage;

2. Sa solidité, eu égard aux variations brusques de température qu'il subit sans cesse ;

3. La beauté de son exécution.

Si l'œil artificiel est insuffisamment recuit, s'il est fait avec des émaux qui aient des coefficients de dilatation différents, il se brise souvent spontanément : il se produit une fêlure, le plus souvent située dans l'iris, et la pièce doit aussitôt être mise de côté : si l'on continuait à la porter dans cet état, les paupières viendraient se blesser sur les bords de la solution de continuité, et il s'ensuivrait une inflammation de toute la cavité.

B. — Ses couleurs.

Les couleurs de l'iris, de la pupille et de la sclérotique doivent offrir une similitude parfaite avec celles de l'œil sain.

a. — *Sclérotique.*

La sclérotique ne doit être ni trop opaque, ni trop blanche. Le plus souvent elle est d'un blanc rehaussé de bleu ou de vert; quelquefois, dans l'âge avancé, l'infiltration graisseuse la rend un peu jaune. Les vaisseaux sanguins y cheminent en nombre variable, assez visibles, mais toujours ténus et sinueux.

b. — *Pupille.*

La pupille doit être ronde, nette, sans bavures et aussi centrée que possible. Sa dimension doit être celle de la pupille de l'œil sain vue au jour, le malade relâchant son accommodation. Elle est, suivant les cas, d'un noir plus ou moins intense.

c. — *Iris.*

Au premier abord, c'est l'iris qui attire l'attention et, dans le choix des pièces, c'est souvent la seule partie qu'on examine. La perfection avec laquelle on peut imiter son dessin et ses couleurs semble faire croire que tout le mérite du travail soit concentré sur ce seul point. Il n'en est rien, et la vraie difficulté réside bien plus dans les courbures, les contours et l'épaisseur à donner aux surfaces et aux bords.

Le cristal qui représente la cornée et la chambre antérieure doit être limpide et transparent. L'iris, au contraire, doit être opaque : autrement, il cesserait de jouer le rôle d'écran quand il existe encore un œil atrophié qui perçoit la lumière. Une partie des rayons qui frappent cet iris translucide le traverse, éclaire et laisse deviner la conjonctive sous-jacente, ce qui modifie considérablement la couleur.

C. — Son épaisseur. — Son poids.

Un œil artificiel doit être mince afin d'être léger.

« Plus un œil sera léger, dit Pansier, moins il sera gênant pour les paupières, surtout pour l'inférieure, qui supporte son poids, et plus grande sera sa mobilité. »

Il doit cependant offrir une épaisseur suffisante pour résister à de légers chocs et à la pression qu'exige son maniement.

D'après Ritterich, le minimum d'épaisseur serait : 1 demi-millimètre pour la conjonctive, $3^{mm},5$ pour l'iris et la cornée. Il trouve trop minces les yeux de Dujardin, qui mesurent 1 demi-millimètre au niveau de la sclérotique et $1^{mm},2$ au niveau de l'iris. Il croit qu'une pièce aussi mince ne doit pas résister à la pression des paupières.

D'après Klaunig, la sclérotique doit avoir 1 millimètre et la cornée 2 millimètres. « L'épaisseur de 2 millimètres à la jonction de l'iris et de la cornée est suffisante, puisqu'à l'état normal c'est la distance qui sépare l'iris de la couche superficielle de la cornée. »

Nous pensons que tout en répondant aux conditions de poids et de solidité nécessaires, ces mesures peuvent varier dans des proportions relativement assez considérables.

D. — Ses bords.

Les bords d'un œil artificiel doivent être *mousses*.

Tout ce qui va à l'encontre de cette condition est défectueux et doit être repoussé. Tous les perfectionnements qui visent à la réaliser sont utiles.

On devra donc soigneusement éviter les bords tranchants, les angles insuffisamment émoussés et encore bien plus les pointes et crampons que quelques ocularistes ont essayés dans des cas d'effacement du cul-de-sac inférieur (fig. 11). Ces pointes, loin d'aider au maintien de la pièce, favorisent son expulsion : elles irritent les surfaces conjonctivales qu'elles touchent et la plaie qui s'ensuit, en se cicatrisant, comble le léger sillon qui restait encore.

Pour obtenir des bords parfaitement mousses, il faut leur donner une certaine épaisseur : l'idéal à ce point de vue est fourni par la forme des bords de l'œil à double paroi ; mais, comme celui-ci présente d'autres défectuosités qui le feront rejeter, nous pensons qu'il faut donner la préférence à un bord *épaissi, ourlé*, qui, sur une coupe perpendiculaire, présente le dessin d'une larme (fig. 12). Ce bord doit être légèrement évasé pour

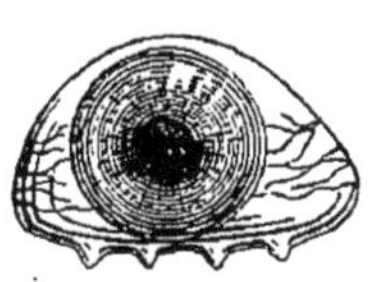

Fig. 11. — Œil artificiel dont le bord inférieur est muni de crampons pointus (défectueux).

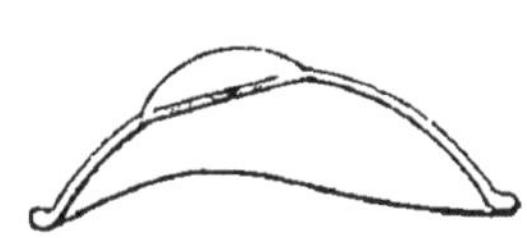

Fig. 12. — Œil artificiel dont les bords ourlés et épaissis n'occasionnent pas de blessure de la conjonctive.

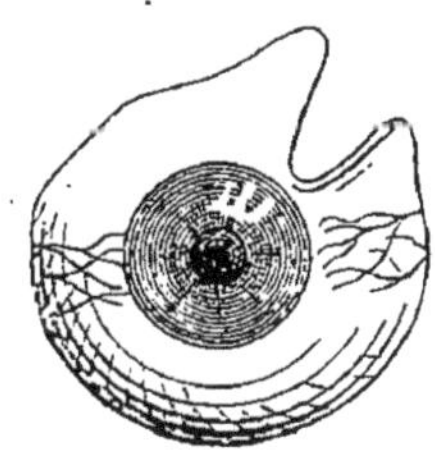

Fig. 13. — Œil artificiel dont le bord supérieur est fortement encoché pour livrer passage à une bride.

ne pas porter perpendiculairement sur le fond de l'orbite.

Enfin, quand les brides obligent à ménager des encoches, celles-ci doivent présenter les mêmes qualités : les angles qui les limitent doivent être mousses et les bords parfaitement arrondis (fig. 13).

Il arrive quelquefois que, pour utiliser un œil artificiel trop grand ou mal conformé, des personnes, croyant bien faire, font tailler sur une meule les bords de cet œil, afin de les diminuer. Cette pratique est on ne peut plus mauvaise, et nous ne saurions trop prévenir contre les inconvénients qu'elle peut occasionner : l'usure sur la meule enlève le poli de l'émail, rend les bords rugueux et leur donne un grain très grossier. Dans cet état, la pièce irrite les tissus avec lesquels elle est en contact, provoque des végétations et des bourgeons et amène le rétrécissement de la cavité.

E. — Ses faces.

Les surfaces concave et convexe de la pièce seront parfaitement polies et ne présenteront aucune aspérité ou rugosité qui puisse altérer les membranes avec lesquelles elles sont en contact. « Le plus souvent, les aspérités sont situées à l'union de la cornée avec la sclérotique » (Pansier).

On ne saurait croire combien il faut peu de chose pour rendre intolérable le frottement de la paupière sur la pièce artificielle : la moindre rugosité provoque des troubles ; quand le malade se plaint d'un œil neuf qui ne semble présenter aucun défaut, on doit soigneusement rechercher s'il n'existe pas à sa surface une légère irrégularité, une bulle, une petite éraillure. Pour les déceler, il faut quelquefois employer un des artifices suivants : Borsch (1) se sert d'un tampon de ouate mouillé qu'il passe sur la surface de l'œil : si elle est irrégulière, les filaments du coton s'accrochent sur les saillies. Nous préconisons un moyen encore plus sensible qui consiste à promener sur la pièce un crayon de graphite tendre qui ne laisse aucune trace sur les parties polies, mais qui noircit les rugosités.

F. — Son volume.

Son volume, commandé par les raisons esthétiques, est limité par les raisons de tolérance.

Pour obtenir un aspect satisfaisant, il faut donner à la pièce une grosseur qui se rapproche de celle de l'œil sain et qui suffise à soutenir les paupières ; mais les bonnes conditions d'endurance exigent que l'occlusion palpébrale se fasse à peu près normalement. Nous disons à peu près, parce que ce desideratum n'est pas toujours réalisable : si la peau est toujours suffisante, la conjonctive est parfois plus ou moins rétractée sur la pièce et donne une sorte de lagophtalmie.

(1) J.-L. Borsch, *Ophtalmic record*, mai 1901.

Pour toutes ces raisons, et en particulier pour pallier à ce dernier inconvénient, de même que pour augmenter sa mobilité propre, l'œil artificiel ne doit pas occuper toute la place disponible dans la cavité.

Lorsqu'une orbite doit être pour la première fois parée d'un œil artificiel, il est nécessaire de procéder par tâtonnements. Des pièces trop petites, en même temps qu'elles habitueront au port des pièces définitives, permettront au praticien de se rendre compte de la manière dont celles-ci seront tolérées. Ceci est d'autant plus nécessaire que les malades, pressés d'avoir un œil artificiel, viennent le demander alors que le travail de cicatrisation n'est pas parachevé : il persiste dans toute la région orbitaire un certain œdème qui amène l'oculariste à des erreurs d'appréciation et qui fait d'une pièce réussie au moment où on l'applique, une pièce tout à fait défectueuse quelques semaines après. On se trouve dans une alternative difficile : ou bien mettre l'œil qui va, et qui, quelque temps après, sera trop petit et dont le regard sera dirigé d'une façon tout à fait inattendue, ou bien prévoir tant bien que mal les modifications consécutives, et alors mettre un œil trop gros, qui fait mal, produit de l'irritation et ne répondra pas toujours très bien aux nécessités. Le moyen de se garantir contre tous ces ennuis est de donner au malade une petite pièce ou de lui faire attendre suffisamment l'œil définitif.

G. — Ses courbures.

Les courbures de l'œil artificiel doivent se rapprocher le plus possible de celles que présente un œil sain. Il est presque inutile de faire remarquer la nécessité de respecter les différences qu'elles présentent sur la cornée et sur la sclérotique. La non-observation de cette précaution donne à la pièce un aspect très disgracieux et la décèle à première vue. Les jeux de la lumière sur les surfaces trop peu convexes d'un œil artificiel sont très différents de ceux qui se produisent au niveau de l'œil sain : sur le premier, les images catoptriques sont plus grandes et les reflets moins chatoyants.

D'après Klaunig, « la pièce dans le plan horizontal doit avoir un rayon de 14 millimètres et 13 millimètres seulement dans le plan vertical. Dans certains cas, les dimensions de la cavité orbitaire sont telles que la pièce dans le plan horizontal n'aura que de 8 à 12 millimètres, et de 1 ou 2 millimètres de moins dans le plan vertical. La courbure de la cornée doit répondre à un rayon de 8 à 9 millimètres ; le diamètre du cercle irido-cornéen doit être de 10 à 12 millimètres. Mais, si la sclérotique n'a qu'une courbure de 8 à 9 millimètres, la cornée doit avoir la même courbure que la sclérotique ».

Étant données les notions qu'on a actuellement des courbures respectives de la coque oculaire et de sa portion cornéenne, et la nécessité d'adapter convenablement la pièce à la cavité, on voit que la courbure sclérale de l'œil artificiel varie très largement. Au contraire la cornée doit rester toujours, tant pour le diamètre que pour le rayon de courbure, dans le voisinage des dimensions physiologiques.

Il nous a paru intéressant de mesurer les courbures de la cornée d'un certain nombre de pièces prises absolument au hasard dans nos collections et nullement faites en vue de ces mensurations. A l'ophtalmomètre de Javal et Schioetz, nous avons trouvé que les rayons de courbure de ces yeux étaient compris entre $6^{mm},9$ et $8^{mm},5$ (en moyenne : $8^{mm},3$).

Ces surfaces cornéennes sont assez régulières et l'astigmatisme que nous leur avons trouvé variait de 0 à 2 dioptries (en moyenne une dioptrie). Nous attachons d'ailleurs fort peu d'importance à cette constatation, que nous ne citons qu'à titre de curiosité.

H. — Sa forme.

La forme de l'œil artificiel doit dépendre des dispositions anatomo-pathologiques particulières, et, comme le dit Marjolin, « il est nécessaire que des connaissances anatomiques précises président à sa confection » (1). Elle ne doit donc pas être due à un effet du hasard ou n'être que le résultat d'un caprice. Si bizarre qu'elle puisse paraître, elle doit être raisonnée et expliquée.

Pendant la moitié du siècle dernier, tous les yeux artificiels avaient la forme d'une capsule elliptique; ce type unique offrait une conformation semblable à celle d'une moitié d'œuf d'oiseau (fig. 14).

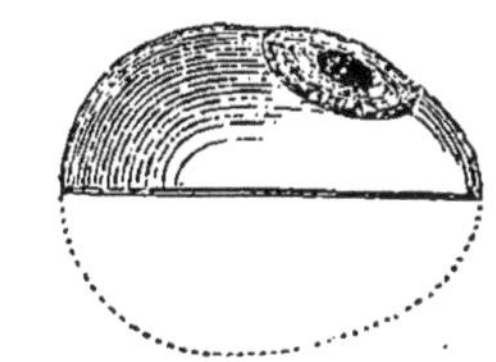

Fig. 14. — Œil artificiel de forme elliptique.

Vers 1850, Boisonneau a préconisé une forme remplaçant celle-là et qu'il a appelée *type globulaire*. L'œil artificiel était toujours un segment de sphère découpé suivant des azimuts différents (fig. 15).

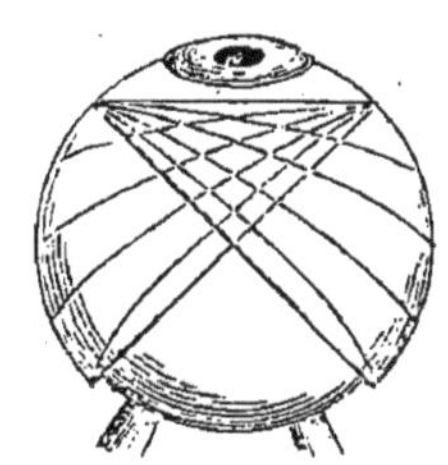

Fig. 15. — Œil artificiel de forme sphérique (Boissonneau père).

Nous croyons personnellement qu'il ne faut se faire le champion exclusif ni des yeux de forme sphérique, ni des yeux ovoïdes. Les faits prouvent que les formes des pièces bien adaptées participent à la fois de ces deux formes extrêmes, sans affecter jamais l'une ou l'autre exactement; mais nous ajouterons, comme règle générale, que plus le volume du moignon sera fort, plus la forme de l'œil artificiel empruntera de courbes à la sphère. Plus le globe sera atrophié, plus surtout cet état d'atrophie sera ancien, et plus l'œil artificiel devra se rapprocher de la forme ovalaire. Cette forme sera plus prononcée encore si l'œil artificiel est adapté dans une cavité d'où le globe a été extirpé.

De prime abord, étant donnée une même opération préprothétique, on pourrait supposer que la cavité orbitaire a la même conformation chez tous les individus. On croit trop généralement que le même œil artificiel peut, à la couleur près, s'appliquer à tous les cas.

(1) Marjolin, art. : Prothèse, in *Dict. de méd.*, Paris, 1827, t. XVII, p. 536.

Mais, si l'on envisage les processus pathologiques si divers et même les évolutions et les complications si différentes d'une même affection, on peut concevoir que l'oculariste se trouve en présence de difficultés variables à résoudre : tantôt une ophtalmie purulente, par exemple, laissera le globe oculaire très volumineux, tantôt elle amènera son atrophie presque complète. Telle affection nécessitera l'extirpation totale du globe, telle autre pourra être guérie par l'ablation du segment antérieur de l'œil. Enfin un coup de sabre, une balle de fusil, un plomb de chasse ou un éclat de capsule ne produiront pas toujours les mêmes désordres, et les parties lésées ne seront pas amenées après la guérison à des configurations identiques.

De plus, certains sujets ont les yeux saillants; d'autres les ont enfoncés. Chez celui-ci les paupières sont largement fendues, lorsque, chez celui-là, l'ouverture plus petite ne laisse voir qu'une faible portion de l'œil.

Enfin le volume du globe, les courbes que décrit son enveloppe, l'épaisseur du tissu cellulo-graisseux, l'état de maigreur des paupières, la position du bord ciliaire constituent des facteurs très inconstants.

Toutes ces variétés, qu'on rencontre d'un individu à l'autre, montrent que l'œil artificiel doit être de forme appropriée à chaque cas particulier. Cependant il répond le plus souvent à certaines règles générales :

Le cul-de-sac inférieur est moins profond que le supérieur : la partie inférieure de la pièce est plus petite que la supérieure. — Il existe un vaste cul-de-sac externe et presque pas de cul-de-sac interne : la pièce sera beaucoup plus développée en dehors qu'en dedans. — En dedans, le bord de la pièce vient appuyer contre la caroncule; en haut et en dedans, il peut comprimer le nerf nasal externe : les parties interne et supéro-interne de la pièce seront évidées (fig. 16).

Boissonneau préconisait des « yeux symétriques » (fig. 17), qui portaient une seconde encoche au niveau de leur bord inféro-interne. Ce modèle, unique dans sa forme et ses caractères, qui s'appliquait aussi bien à droite qu'à gauche, n'avait de raison d'être que pour diminuer le nombre des pièces des assortiments de province : il ne nous semble actuellement d'aucune utilité.

Quelques oculistes conseillent de placer l'encoche qui se trouve près du nez à la partie inférieure, « pour faciliter le passage des larmes et mucosités » (Pansier). — Boissonneau (1)

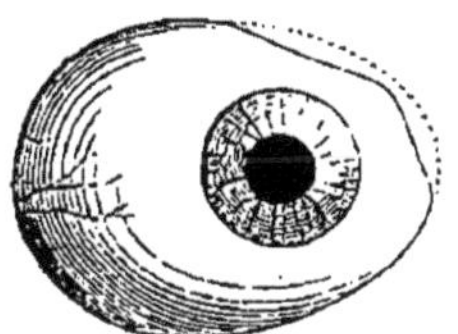

Fig. 16. — La pièce (œil droit) doit être évidée en ses parties interne et supéro-interne.

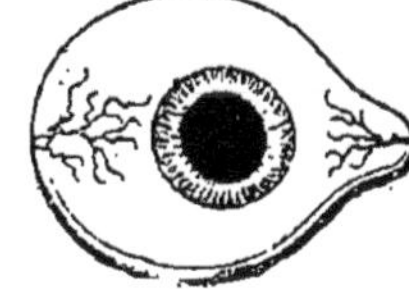

Fig. 17. — L'œil symétrique de Boissonneau.

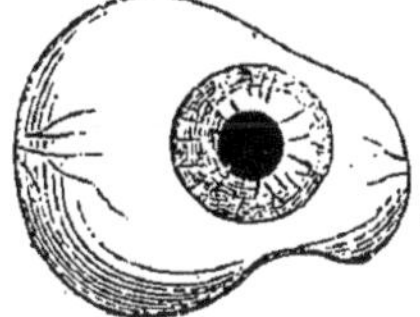

Fig. 18. — Échancrure du bord inférieur pour laisser passer les larmes (*Boissonneau*).

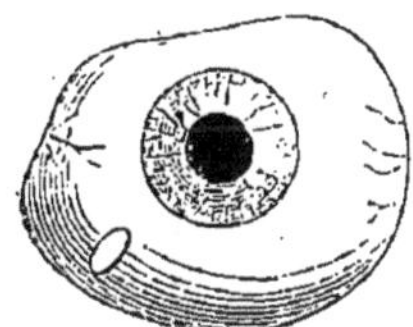

Fig. 19. — Orifice ménagé à la partie inféro-interne de la pièce pour laisser passer les larmes (*Boissonneau*).

avait, dans ce but, ménagé une seconde échancrure (fig. 18) ou un orifice (fig. 19) à la partie inférieure de la pièce. — Schwenck (2) de Philadelphie perfore même la coque au niveau des canthus externe et interne, dans le méridien horizontal, assez loin du rebord cornéen pour ne pas attirer l'attention.

Nous estimons ces précautions inutiles, attendu que, dans une pièce bien adaptée, les larmes doivent passer au-devant d'elle et ne pas s'accumuler derrière, tandis que nous croyons essentiel que la région du nerf nasal externe ne soit pas comprimée par le bord de la coque. Si l'on juge une échancrure du bord inférieur indispensable, il doit en exister une autre sur le bord supéro-interne (fig. 18).

Enfin, dans certains cas de rétrécissements partiels de la cavité, quand il existe des brides ou des adhérences oculo-palpé-

(1) Boissonneau père, De la restauration de la physionomie chez les personnes privées d'un œil. Paris, 1858.

(2) Schwenck, Yeux artificiels perforés et non perforés (*Ophtalmic record*, sept.-déc. 1897).

brales, la conformation de l'œil artificiel varie suivant les cas ; les encoches se multiplient, les courbes se modifient et

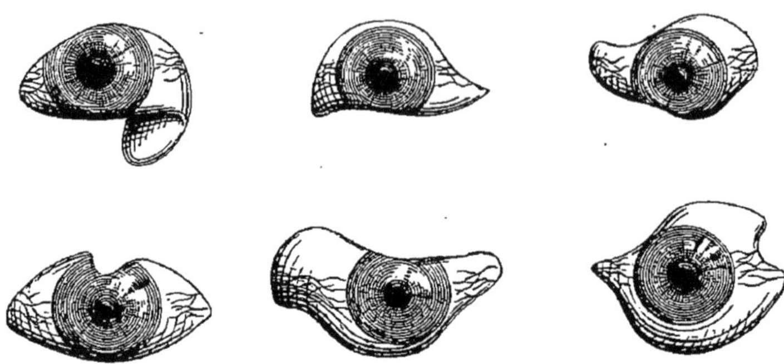

Fig. 20. — Quelques formes atypiques d'yeux artificiels pour cavités rétrécies et irrégulières.

la forme générale de la prothèse ne répond plus à aucun type fixe (fig. 20).

I. — Sa mobilité.

« Un œil artificiel convenablement adapté, dit Mackenzie (1), accomplit les mêmes mouvements que l'œil sain, surtout si le moignon sur lequel il est placé est gros et facilement mû par les muscles droits. Toutefois les mouvements de l'œil artificiel ne dépendent pas de cette circonstance seule : ils dépendent aussi de ceux de la conjonctive et de ses replis dans lesquels la pièce est reçue et qui jouissent de mouvements semblables à ceux du globe et des paupières. Voilà pourquoi, si l'œil artificiel est d'un volume convenable, et qu'il ne soit ni assez petit pour échapper à l'influence de la conjonctive, ni assez gros pour s'opposer à cette influence, il accomplit tous les mouvements ordinaires de l'œil, lors même que le moignon qu'il recouvre est très petit. »

Les mouvements de l'œil artificiel sont donc le résultat de deux facteurs :

La coque d'émail qui recouvre le moignon doit lui être par-

(1) Mackenzie, Traité pratique des maladies des yeux, chap. xiv : De l'adaptation des yeux artificiels.

faitement coaptée, et le moignon sur lequel elle repose doit être lui-même mobile.

*a. — **Coaptation de la pièce au moignon.***

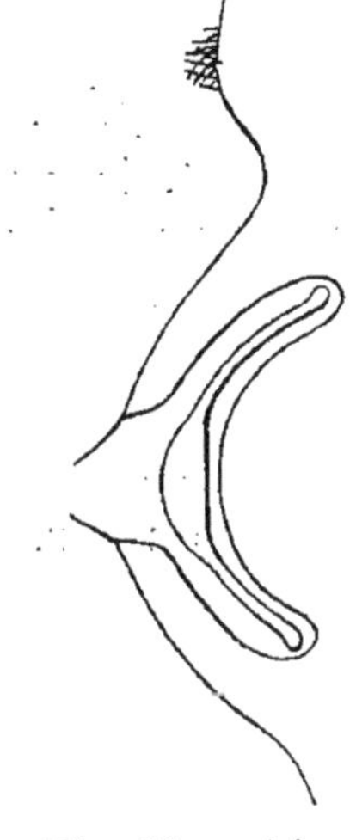
Fig. 21. — Adaptation normale.

Il faut que la pièce soit parfaitement adaptée au moignon (fig. 21); elle doit être assez volumineuse pour l'envelopper et ne doit jamais reposer sur lui par ses bords (fig. 22) : il s'ensuivrait une gêne et une intolérance de l'œil artificiel.

Elle ne doit pas comprimer le moignon par ses bords ou par sa face postérieure (fig. 23), et pourtant il ne faut pas non plus qu'elle soit trop volumineuse, car le globe, dans ses mouvements, se déplacerait seul en glissant à l'intérieur de la coque sans entraîner celle-ci (fig. 24).

L'adaptation, dans ces cas-là, offre de grosses difficultés pour

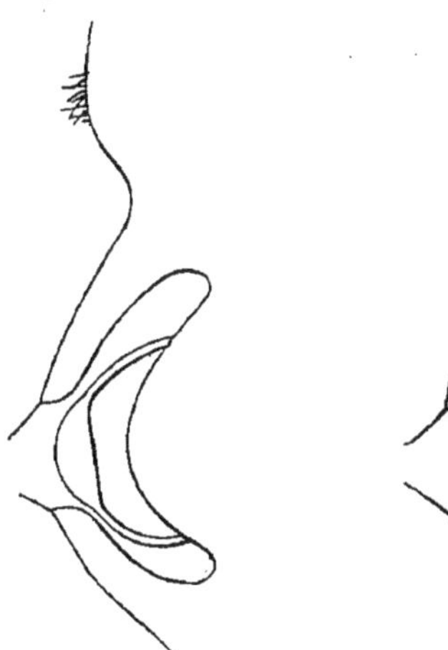
Fig. 22. — Adaptation défectueuse : les bords de la pièce reposent sur le moignon.

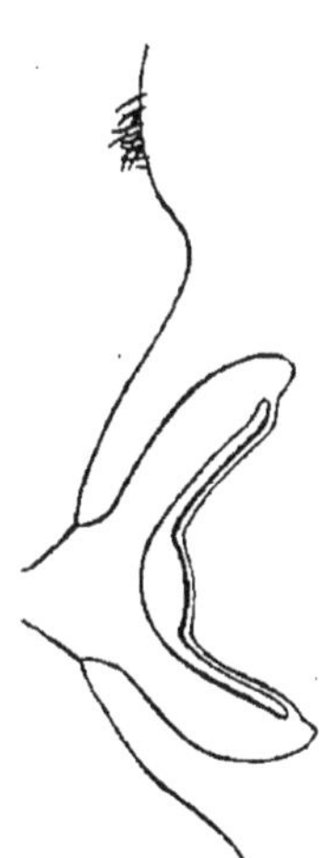
Fig. 23. — Adaptation défectueuse : la pièce comprime le moignon par ses bords et sa surface postérieure.

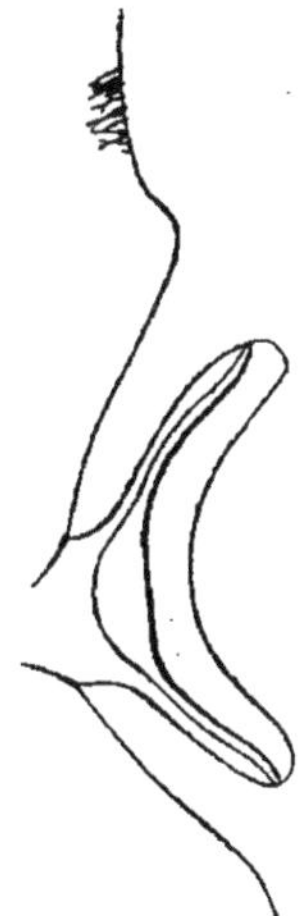
Fig. 24. — Adaptation défectueuse : l'œil artificiel trop grand n'est pas mobilisé par le moignon.

l'oculariste; mais il est largement dédommagé de ses peines par les bons résultats qu'il peut en retirer.

b. — Mobilité du moignon.

La pièce artificielle est toujours plus mobile en bas et en dehors qu'en haut et en dedans. Dans le regard en bas, en effet, la paupière supérieure ajoute à l'action du moignon l'impulsion qu'elle donne directement à la pièce, et le mouvement est meilleur. Quand, au contraire, l'iris de l'œil artificiel est dirigé vers le nez, le cul-de-sac interne n'existant pour ainsi dire pas, les bords de la pièce viennent butter contre les os du nez, qui limitent l'excursion de ce côté.

En procédant suivant la méthode qui fut décrite et conseillée

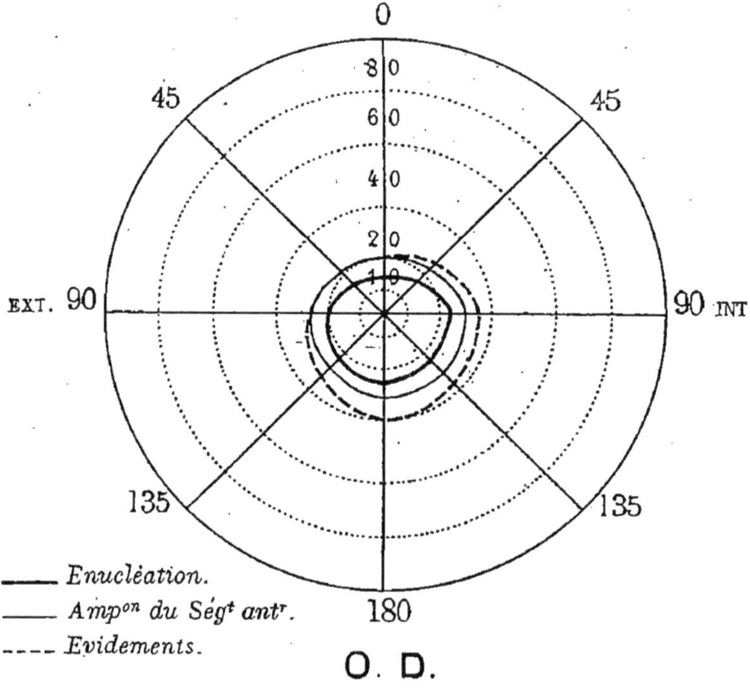

Fig. 25. — Champ d'excursion de l'œil artificiel (*Truc*).

par Landolt (1) pour la mesure du champ du regard et la strabométrie, à l'aide du périmètre, nous avons repris les expériences de Truc, de Montpellier, et obtenu des résultats

(1) E. LANDOLT, *Annales d'oculistique*, 1875, t. LXIV, p. 61.

un peu différents des siens sur une centaine de cas que nous avons observés parmi nos malades.

Les chiffres obtenus par Truc (1) étaient les suivants (fig. 26) :

	Interne.	Externe.	Haut.	Bas.
Énucléations	23°	20°	15°	25°
Amputations du segment antérieur.	31°	27°	20°	30°
Évidements	35°	25°	20°	40°

Nous avons fait une moyenne de tous les cas que nous avons observés dans chaque catégorie, et voici les chiffres que nous avons recueillis (fig. 27) :

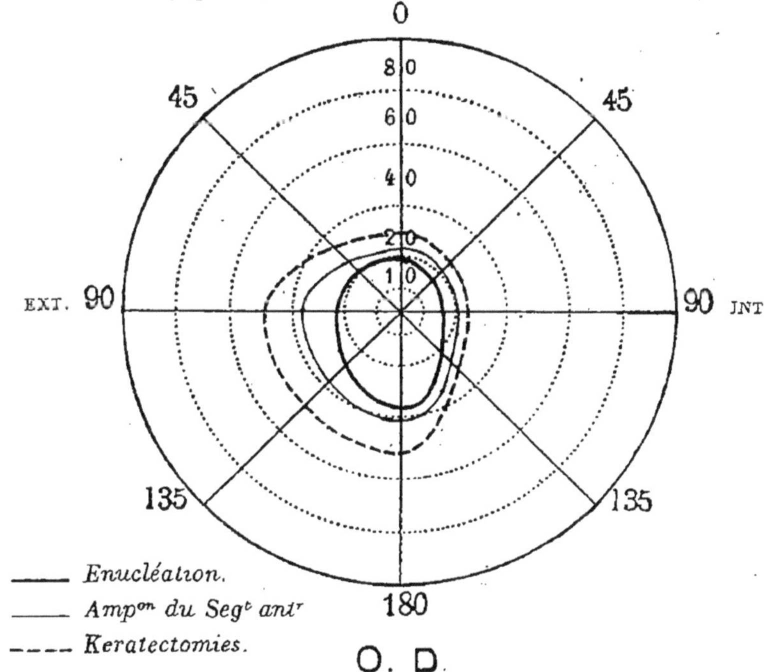

Fig. 26. — Champ d'excursion de l'œil artificiel.
(*D'après notre statistique personnelle.*)

	Interne.	Externe.	Haut.	Bas.
Enucléations	15°	25°	20°	35°
Amplitudes du segment antérieur.	20°	35°	25°	40°
Kératectomies	25°	50°	30°	50°

(1) Truc, *Annales d'oculistique*, 1892, t. CVIII, p. 264.

CHAPITRE VI

LES CAVITÉS A GARNIR

SOMMAIRE. — Les qualités que doit posséder la cavité orbitaire sont d'être saine, libre (absence de symblépharon) et suffisante. Les paupières doivent être conservées.

Ces conditions générales remplies, les différents cas proviennent de la variété des opérations préprothétiques. Nous rangerons celles-ci par ordre de conservation croissante du contenu de l'orbite, qui se trouve être en même temps l'ordre de préférence en vue de bons résultats esthétiques.

L'*éviscération* n'est qu'un pis aller. L'*énucléation*, opération la plus usitée actuellement, malgré tous les palliatifs, offre maints inconvénients. Les *exentérations*, un peu meilleures, sont loin de donner les satisfactions des différents moignons que livrent les *amputations partielles*, plus ou moins larges, améliorées ou non par les déplacements musculaires. On a cherché à obtenir les mêmes résultats par les *inclusions* et les *greffes* ; mais, ce qu'il faut préférer à tout, quand c'est possible, c'est la *conservation intégrale* de ce que les processus pathologiques ont pu respecter du globe oculaire.

1° Conditions que doivent remplir la cavité oculaire et ses annexes.

Pour recourir à la prothèse, il faut que la région oculaire réponde à certaines conditions :

A. Le globe de l'œil perdu ne doit plus offrir aucune chance de recouvrer ses facultés visuelles;

B. L'œil et les tissus environnants ne doivent être le siège d'aucune inflammation : il faut éviter de courir la chance de réveiller une affection mal éteinte par l'irritation éventuelle et inattendue que causeraient des manœuvres prothétiques. S'il y a eu traumatisme ou intervention chirurgicale récents, la cicatrisation doit être complète. Ce résultat obtenu, il n'y a aucun avantage à reculer le port de la pièce : trois semaines ou un mois suffisent pour que l'on puisse, sans danger, procéder à l'application de l'œil. Au contraire, on peut craindre que, dans certains cas (forte atrophie ou énucléation du globe), les paupières, mal soutenues, s'entropionnent et se rétractent et que la récupération de la place perdue pour l'œil artificiel ne devienne lente et pénible.

Un cas particulier est celui qu'on a à envisager chez les jeunes enfants. C'est alors surtout qu'il faut compter sur la prothèse pour lutter contre l'hémiatrophie orbitaire, à laquelle on doit s'attendre. Les craintes de fractures de la pièce sont illusoires, et, si l'on exerce une surveillance attentive sur le jeune sujet, on évitera l'inflammation conjonctivale. Cette dernière se produit peut-être un peu plus facilement que chez l'adulte, et c'est pourquoi il faut, plus que jamais, qu'une pièce ne soit pas trop volumineuse et qu'elle soit abandonnée aussitôt qu'elle est usée.

« On a l'habitude de faire la prothèse vers l'âge de cinq ans, dit Ritterich, mais je pense qu'on pourrait la faire de meilleure heure. » Klaunig place l'œil vers la troisième année; Pansier, à l'âge de dix-huit mois, aussitôt qu'il est supporté : « J'assimile, dit-il, l'enfant privé du globe à l'enfant atteint de strabisme hypermétropique ; l'œil artificiel pour celui-là, comme le verre convexe pour celui-ci, doit être porté dès qu'il est toléré. Or l'œil artificiel est toléré par l'enfant en bas âge. » (Planche I.)

L'état œdémateux post-opératoire est, d'une façon générale, un motif de différer le placement d'un œil artificiel; mais, quand, de bonne heure, on voit les paupières s'entropionner dans la cavité et se produire cette complication dont nous avons parlé, l'irritation conjonctivale entretenue par l'infection blépharitique, c'est une indication de sens absolument contraire : la coque d'émail arrête ce processus en redressant les cils, et il se peut, comme le dit Galezowski (1), que « le frottement d'une pièce lisse et polie, contre la conjonctive engorgée et couverte de bourgeons charnus, fasse souvent disparaître ces bourgeons ».

C. Les paupières doivent être conservées dans la plus large mesure possible pour offrir, si elles ont été lésées, un point d'appui à la pièce et empêcher sa chute.

Lorsqu'il existe un symblépharon partiel, plus ou moins étendu, il faut qu'il y ait au moins, de chaque côté de l'adhérence, un cul-de-sac où quelques parties de la pièce puissent s'enchâsser (Planche II).

Dans ces cas compliqués, on ne doit recourir à la prothèse que si l'effet produit, souvent peu satisfaisant, masque pourtant la difformité avec avantage et si la pièce est aussi facilement supportée que lorsque toutes les conditions se trouvent les meilleures.

Quelquefois, la violence traumatique ou la maladie vient détruire une portion des paupières en même temps que le globe de l'œil.

Celse disait : « Si palpebra tota deest, nulla id curatio restituere potest ». Nous ne sommes plus à une époque où la chirurgie réparatrice est aussi négative, et, si la blépharoplastie ne parvient pas toujours à créer de toutes pièces des paupières ayant un aspect et un fonctionnement normaux, du moins peut-elle, à peu près dans tous les cas, par des emprunts de tissus à la région voisine ou à des régions lointaines, reconstituer des organes suffisants pour aider l'oculariste dans son œuvre.

Tant que la chirurgie n'offrit pas plus de ressources, ou, encore actuellement, dans les cas trop désespérés, on a recours à divers artifices.

Boissonneau père imagina de remplacer, à l'aide de l'émail

(1) Galezowski, Cité par Pansier, Traité de l'œil artificiel, Paris, 1895, p. 48.

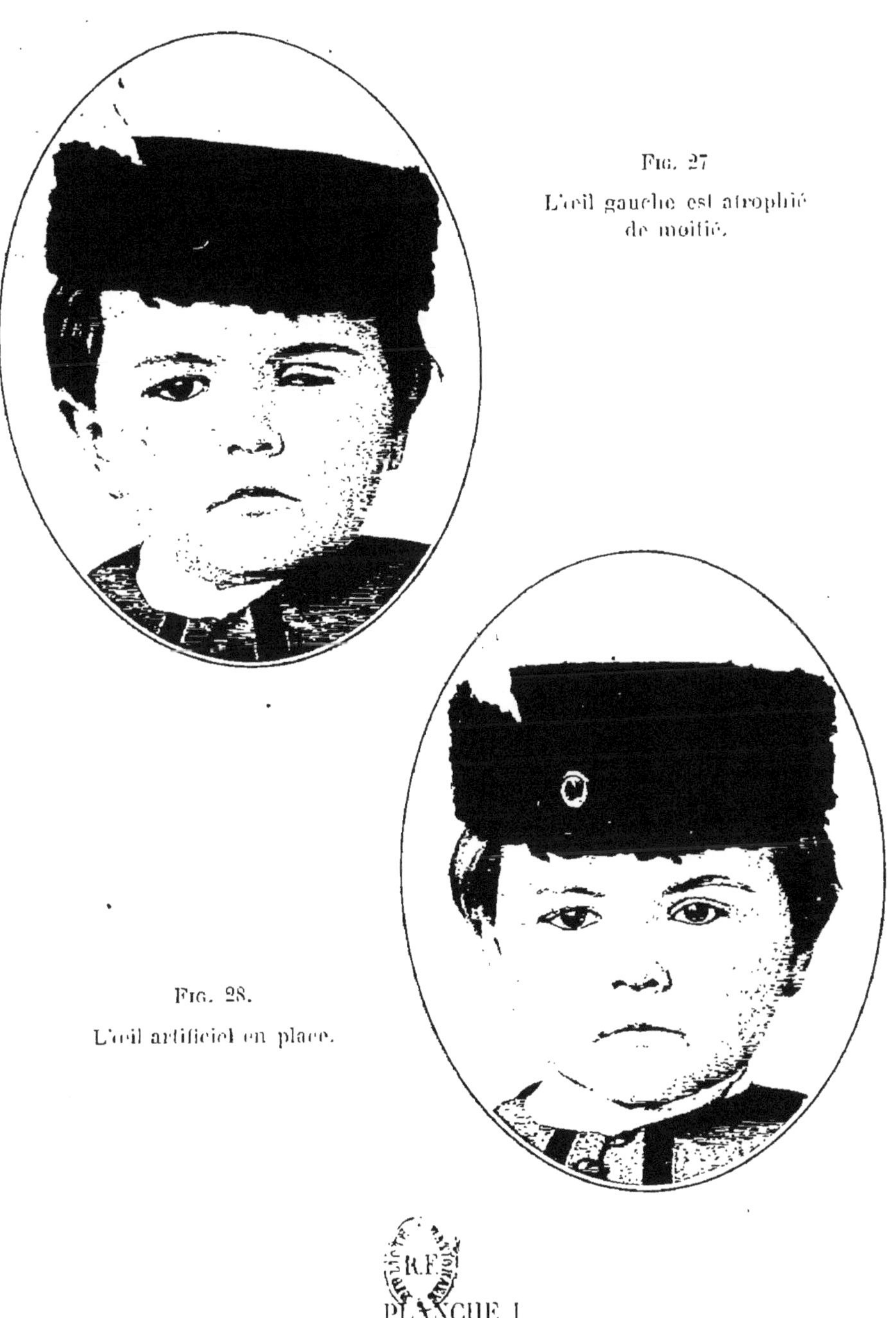

FIG. 27
L'œil gauche est atrophié de moitié.

FIG. 28.
L'œil artificiel en place.

PLANCHE I

APPLICATION D'UN OEIL ARTIFICIEL SUR UN ENFANT AGÉ DE QUATRE ANS

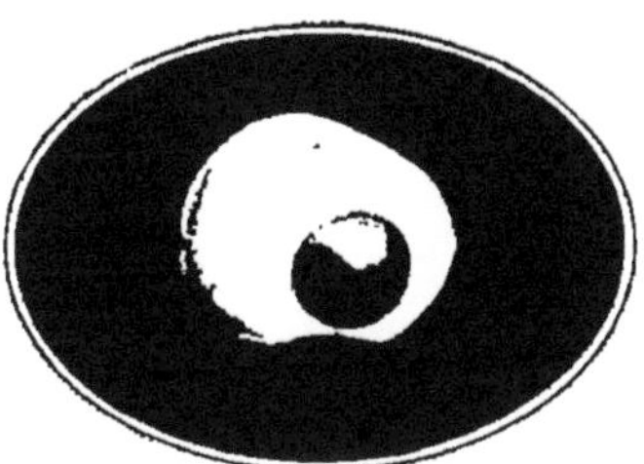

FIG. 29. — L'œil artificiel. On voit à son bord inférieur l'échancrure qui s'adapte sur la bride cicatricielle.

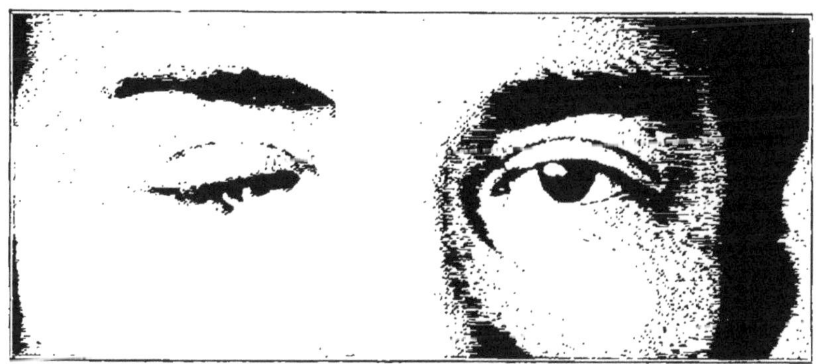

FIG. 30. — Œil droit détruit par suite d'une blessure. Un éclat de métal, en perforant l'œil, a divisé la paupière inférieure qui se trouve soudée au globe par un symblépharon partiel.

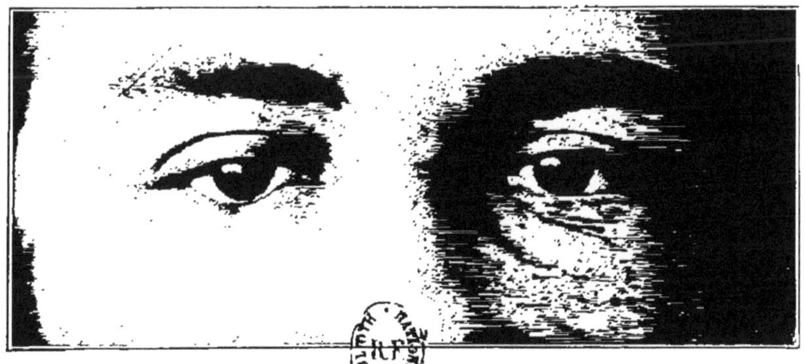

FIG. 31. — L'œil perdu est remplacé par l'œil artificiel (photographié après neuf années d'usage).

PLANCHE II

APPLICATION D'UN ŒIL ARTIFICIEL DANS UN CAS D'ADHÉRENCE PARTIELLE ENTRE LES PAUPIÈRES ET LE GLOBE OCULAIRE ATROPHIÉ, SUITE DE BLESSURE

seul, à la fois les paupières et l'œil. C'était tenter un véritable tour de force artistique; mais il y parvint, dit-il, assez heureusement, aussi heureusement que cela était possible, car l'émail imite

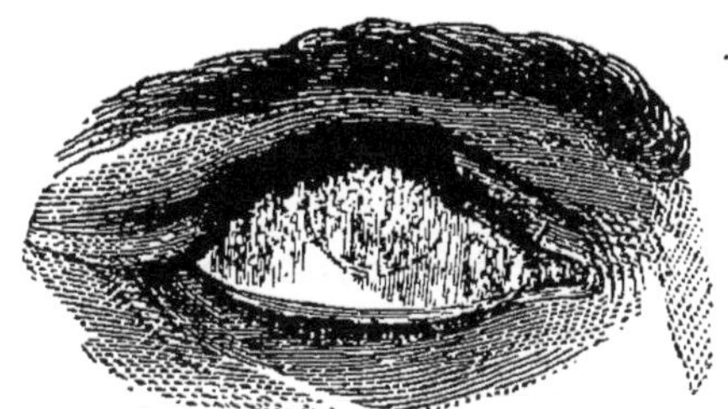

Fig. 32. — Colobome traumatique de la paupière supérieure.

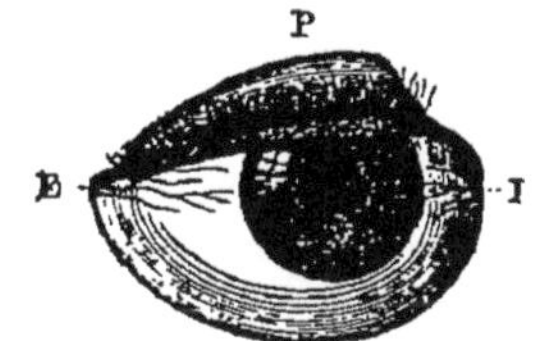

Fig. 33. — La pièce prothétique destinée à masquer la difformité (*Boissonneau fils et Talrich*) (P, paupière; I, canthus interne; E, canthus externe).

fort mal le ton mat de la peau, à cause de son aspect brillant. Outre cela, les cils durent être remplacés par de simples points noirs qui donnaient peu l'illusion de la nature.

Boissonneau fils a fait sur un malade, qui avait eu les deux tiers de la paupière supérieure enlevés par un projectile (fig. 32), une restauration assez heureuse, en fixant sur la pièce d'émail une paupière en cire que Talrich avait modelée (fig. 33). Cette observation est d'ailleurs relatée par Debout (1).

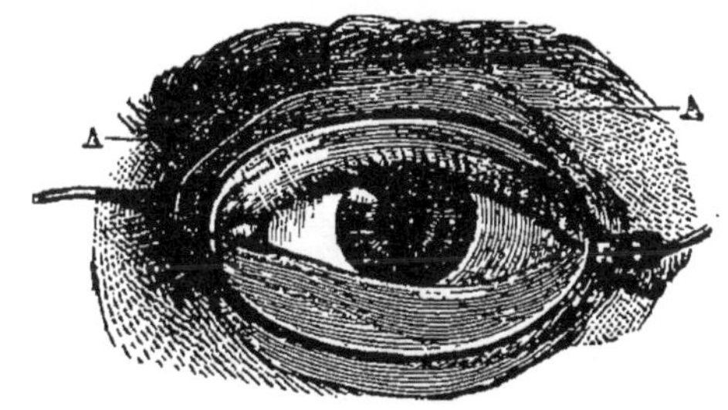

Fig. 34. — Ecblépharos pour ablation totale des paupières (*Boissonneau fils et Charrière*).

Après l'extirpation totale des paupières et du globe, on peut même atténuer la difformité produite en appliquant sur la région un ecblépharos.

Debout (1) cite un cas dans lequel Boissonneau fils et Charrière adaptèrent une plaque métallique repoussée ayant la forme des paupières, entre lesquelles on avait fixé un œil artificiel de

(1) Debout, *Bull. gén. de thérap. méd. et chir.*, 1863.

modèle convenable. Le tout était maintenu par une paire de lunettes (fig. 34).

Nous fîmes nous-même une tentative analogue avec M. Jumelin, dans le service du Dr Morax, à Lariboisière. Les paupières furent faites d'une composition à base de gélatine, qui adhérait facilement à la peau. Le résultat esthétique fut suffisant (fig. 35).

2° Valeur esthétique comparative des différents cas qui peuvent se présenter.

On a vu la souplesse avec laquelle se prête à toutes les combinaisons de sa technique la matière dont dispose l'oculariste. Les seules conditions qui lui échappent sont celles qui proviennent du chirurgien ou de la maladie : l'artiste peut toujours donner à un œil artificiel des couleurs semblables à celles de l'œil sain, une forme qui soit facilement tolérée et se prête au remplissage de la cavité ; mais ce qui reste, c'est-à-dire la mobilité et le relief, est facteur des différentes opérations plus ou moins conservatrices ou plastiques qui précèdent l'action prothétique.

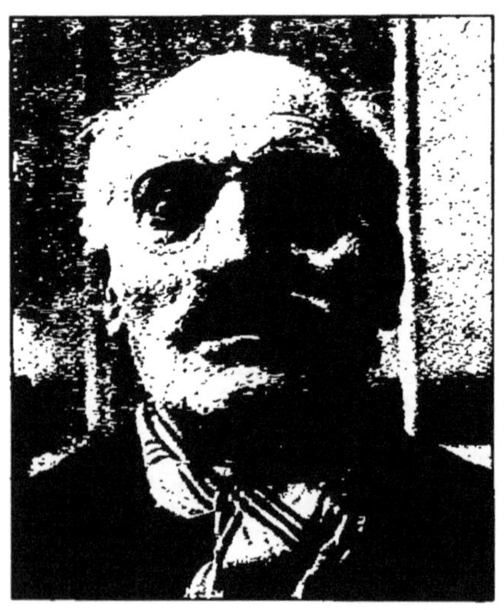

Fig. 35. — Ecblépharos pour ablation totale des paupières du côté droit (*Coulomb et Jumelin*).

Le chirurgien n'est pas toujours étroitement limité dans le choix de l'opération qui précédera la prothèse : en dehors des considérations thérapeutiques qui doivent le guider avant tout, il peut parfois hésiter entre deux ou plusieurs procédés, en prévoyant les résultats esthétiques définitifs.

C'est à ce dernier point de vue que nous allons maintenant étudier la valeur des différentes opérations préprothétiques. Nous suivrons dans cette étude l'ordre de conservation croissante : allant de l'éviscération complète de l'orbite, en passant par les opérations classiques d'énucléation et d'amputation partielle, jusqu'à la conservation intégrale d'un œil livré à son atrophie spontanée.

A. — Évidement de l'orbite.

Dans ces cas très malheureux où tout le contenu orbitaire, globe, muscles, graisse et périoste ont dû subir l'exérèse, on est en présence de conditions très défectueuses.

De deux choses l'une : ou l'on a affaire à un infundibulum bourgeonnant, masqué tant bien que mal par des paupières à peu près libres; ou, au contraire, celles-ci, adhérentes à la cavité, s'enfoncent vers le sommet de l'orbite, et les culs-de-sac disparaissent entièrement.

Sans qu'il soit absolument démuni, l'ocularise a un champ d'action très restreint, et ce n'est qu'en mettant en œuvre les dernières ressources de son art qu'il peut, dans une certaine mesure, améliorer l'aspect de pareilles défigurations.

B. — Énucléation.

Bien que ce soit, jusqu'ici du moins, une des opérations qui amènent le plus souvent le malade chez l'ocularise, l'énucléation place le patient dans des conditions des plus défavorables au point de vue de la prothèse.

L'affaissement des paupières déplace en bas l'axe horizontal moyen de l'ouverture palpébrale, par rapport à celle du côté opposé. L'absence de soutien postérieur place l'œil artificiel dans un plan frontal plus reculé que celui de l'œil sain.

La paupière supérieure présente un enfoncement (fig. 36) quelquefois considérable (1). La conjonctive se rétrécit,

(1) D'après Pansier, cette dépression serait due au fait que le releveur de la paupière supérieure se réfléchit sur le globe qui lui sert de point d'appui dans son

l'occlusion des paupières est imparfaite, et la pièce n'est pas entièrement lubréfiée à chaque clignement. Le cartilage tarse s'éverse, produisant par un mouvement de bascule l'élévation des cils supérieurs, et il est souvent impossible de donner à l'ouverture palpébrale une forme semblable à celle de l'œil sain : elle est presque toujours plus ronde.

La paupière inférieure supporte mal le poids de la pièce et s'affaisse dans sa portion externe. Il y a souvent du larmoiement

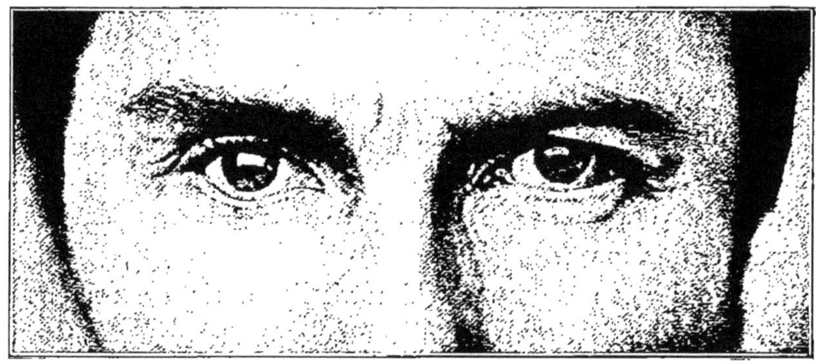

Fig. 36. — Œil artificiel adapté à une cavité énucléée (O. D.). — Il existe un sillon disgracieux au-dessus de la paupière supérieure.

dû au déplacement des points lacrymaux. Enfin la muqueuse, qui est le seul point d'appui de l'œil artificiel, se fatigue facilement, et la rétraction des paupières rend les frottements plus durs. La mobilité est peu étendue.

Bref, l'aspect est souvent médiocre et quelquefois mauvais, ce qui a permis à de Wecker de qualifier l'énucléation de « procédé outrageusement hideux » (1).

Il est bon cependant de dire que, dans quelques cas, et à l'aide de certains artifices dans la prothèse, l'énucléation peut donner un excellent résultat esthétique (Planche III). On peut même,

action. Le globe enlevé, le point d'appui manque au muscle qui agit directement d'avant en arrière et produit une dépression brusque de la paupière au niveau du rebord sourcilier.

(1) De Wecker, Abus de l'énucléation (*Annal. d'ocul.*, oct.-déc. 1889).

avant d'énucléer un œil, prévoir ce que sera l'effet produit : si les paupières sont *maigres*, il sera mauvais ; il sera bon si elles sont *grasses*.

Quand on a vu une fois la différence de disposition entre les paupières qui permettent une bonne esthétique après l'énucléation et celles qui ne la permettent pas, ce pronostic est facile. Mais les décrire est assez malaisé : la paupière *grasse* est celle qui, fermée, continue à peu près la direction verticale de la région

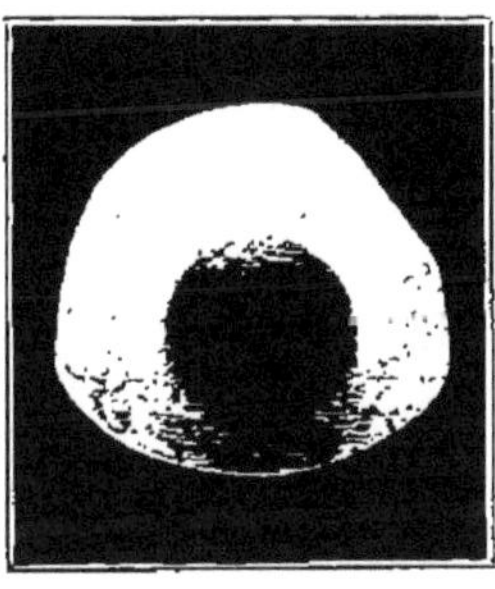

Fig. 37. — Œil artificiel pour les cas d'énucléation vu de face (*G.-H. Coulomb*).

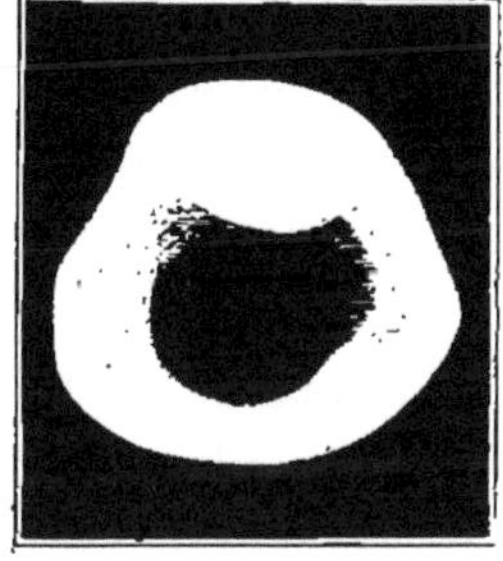

Fig. 38. — Le même vu en arrière.

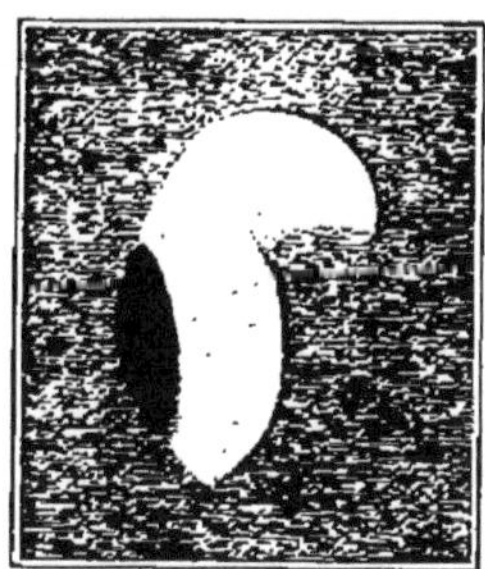

Fig. 39. — Le même vu de profil.

sourcilière, n'est pas tendue, quelquefois même est saillante ; quand elle est ouverte, elle présente une sorte de pli en tablier produit par la chute de la moitié supérieure sur la moitié inférieure (fig. 42). La paupière *maigre* présente des caractères opposés (fig. 36).

Pour profiter de ces dispositions anatomiques heureuses, voyons ce qu'il faut réaliser du côté de l'œil artificiel (1).

Le diamètre vertical de la pièce doit être très élevé. Mon père avait dans ce but adopté un modèle qui nous donne les meilleurs résultats (fig. 37, 38 et 39) : la partie supérieure de la pièce,

(1) Ahlstrœm propose l'emploi d'une sphère de verre de 10 à 15 millimètres de diamètre, placée derrière l'œil artificiel. Cette bille, d'après cet auteur, repousserait les graisses orbitaires qui viendraient combler en partie le sillon palpébral (Ahlstrœm, *Centralbl. f. prakt. Augenheilkunde*, octobre 1903, p. 289). Il ressort des faits que nous avons personnellement observés que les résultats qu'on obtient ne sont pas très encourageants.

Quant aux yeux *réformés*, ils n'augmentent nullement la saillie de la pièce (Voy. chap. II).

soufflée loin de l'iris, est recourbée en forme de patte et s'appuie sur le fond de l'orbite : la paupière, ainsi soutenue par la partie antérieure de l'œil artificiel, ne se déprime pas, et le sillon si disgracieux qu'on redoute souvent ne se produit pas. Naturellement ces pièces sont d'une confection si délicate qu'elles exigent la présence du malade auprès de l'oculariste, et nous ne croyons pas qu'à distance ce modèle soit applicable.

Poussant plus loin ce principe, nous avons essayé de souffler en avant la partie supérieure de la patte (fig. 40) pour essayer de faire disparaître le sillon sus-orbitaire dans les cas défavorables. Les premiers résultats obtenus nous permettent de fonder les plus grandes espérances sur ce genre de pièce, qui semble bien le meilleur correctif actuel aux défauts de l'énucléation.

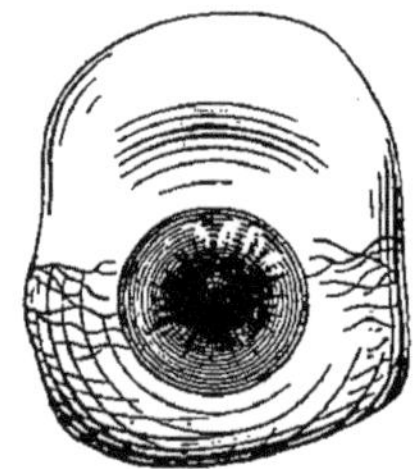

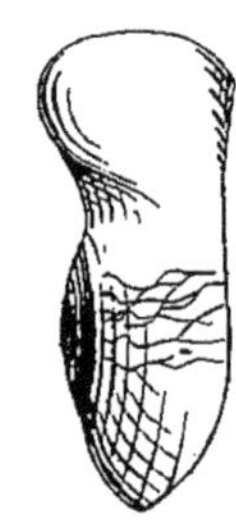

Fig. 40. — Œil artificiel dont la partie supérieure fait saillie en avant, pour éviter la dépression de la paupière (vu de face et de profil).

Nous avons vu essayer, toujours dans le but d'effacer cette dépression, d'injecter de la vaseline dans l'épaisseur de la paupière ; le résultat nous a paru médiocre : l'excavation ne disparaissait qu'en partie, et il restait un chapelet de petites saillies au niveau des points où avaient été faites les injections.

Il existe un certain nombre d'interventions qui agissent en traitant cette défectuosité comme les opérations dirigées contre les vices de position des paupières.

Pour effacer le sillon orbito-palbébral, Critchett (1) préconise une ligature au fil d'argent, placée au-dessus du sourcil et comprenant un pli cutané assez large, attirant la paupière en haut ; de Wecker (2) relie l'orbiculaire au muscle frontal, à l'aide d'une anse sous-cutanée. Dransart (3) conseille de placer des fils comme s'il s'agissait d'un véritable ptosis.

(1) Critchett, cité par Pansier, Traité de l'œil artificiel, Paris, 1895, p. 90.

(2) De Wecker, cité par Pansier, Traité de l'œil artificiel, Paris 1895, p. 91.

(3) Dransart, *XIII*e *Congrès intern. de médecine*, Paris, 1900 : Comptes rendus de la section d'ophtalmologie, p. 72.

Pour améliorer le procédé classique de Bonnet (1), on a essayé certaines modifications:

En 1898, Meyer (2), pour donner le plus d'étendue possible au sac conjonctival, conseille de détacher la conjonctive tout près de la cornée. Au lieu de faire la suture de la conjonctive en bourse, il a recours à des sutures verticales ; il reproche aux sutures horizontales de rapprocher les extrémités des droits interne et externe et de diminuer ainsi l'action de ces derniers sur le lit conjonctival, dans la direction horizontale.

Schmidt (3) propose de nouer ensemble les muscles opposés ; Koster (4), de les relier aux quatre bras d'une croix d'argent, qui renforce leur action et les fait agir pour ainsi dire sur un bras de levier. Priestley-Smith (5) suture les tendons musculaires à la conjonctive.

Nous n'avons pas vu que ces différentes tentatives aient donné des résultats bien appréciables au point de vue de la mobilité de l'œil artificiel ou du relief de la région orbitaire. D'après Chouquet (6), l'opération de Priestley-Smith diminuerait même les mouvements de la pièce.

Enfin beaucoup de chirurgiens, après l'énucléation faite d'après la méthode de Bonnet, ne suturent pas du tout la conjonctive. Nous croyons qu'au point de vue esthétique seul (7) c'est le meilleur procédé : les culs-de-sac sont aussi étendus que possible, et la bride externe, qui s'observe si fréquemment après la suture en bourse, ne se forme que très rarement. Bien entendu, les culs-de-sac sont moins profonds si l'énucléation est faite au cours de troubles inflammatoires, auxquels participe

(1) Bonnet, Traité des sections tendineuses et musculaires, 1841, p. 321.

(2) Meyer, *Congrès de la Soc. franç. d'opht.*, 1898.

(3) Schmidt, cité par Chouquet, p. 21.

(4) Koster, cité par Chouquet, p. 19.

(5) Priestley-Smith, *The Ophtalmic Review*, mai 1899.

(6) Chouquet, Énucléation du globe oculaire et opérations conservatrices (*Thèse*, Paris, 1900).

(7) Snellen reproche à ce procédé de ralentir la guérison : « De plus, dit-il, là où le moignon d'un tendon se trouve à nu, il se forme souvent une excroissance en forme de polype, qu'il faudra enlever plus tard » (*XIIIe Cong. int. de méd.*, Paris, 1900 : Comptes rendus de la section d'ophtalmologie, p. 30).

la conjonctive ; si, quand on la pratique, il existe du chémosis, la cavité, une fois guérie, est toujours très exiguë (1).

C. — Exentérations.

L'exentération simple (Planche IV), faite d'après le procédé de Mulder (2), qui laisse béante l'ouverture pratiquée dans la coque sclérale, ou celui de de Græfe (3), qui suture la conjonctive, ou l'exentération ignée (Planche V) décrite par M. le prof. De Lapersonne (4), donne toujours un petit moignon plat, qui permet d'obtenir un peu plus de mobilité et de donner plus de relief à la prothèse que dans les cas d'énucléation.

Les mouvements sont d'ailleurs encore très restreints et les mensurations de Hotz, reproduites par De Schweinitz (5), ne sont pas très encourageantes.

MOIGNON.	ÉPOQUE DE L'OPÉRATION.	DEGRÉ DE ROTATION.	
		En dedans.	En dehors.
Énucléation	Il y a 10 ans.	15°	25°
Exentération	— 3 mois.	20°	20°
Énucléation	— 1 an.	15°	15°
Exentération	— 4 mois.	15°	25°
Énucléation	— 5 mois 1/2	20°	25°
Énucléation	— 1 mois.	20°	20°
Énucléation	— 6 semaines.	15°	20°

(1) Pour obtenir une cavité un peu meilleure, sans rien changer à la technique générale de l'énucléation, on a proposé une infinité de petites modifications dont la plupart porte sur l'emploi de mèches ou de corps étrangers aussitôt après l'opération (tampon sec ou gras, mèche simple ou médicamenteuse, fil métallique, œil artificiel, drain, etc.).

Il n'entre pas dans notre sujet d'apprécier la valeur des résultats, d'ailleurs peu différents entre eux, qu'on obtient par ces moyens.

(2) J.-B. Daubanton, *Exenteratio bulbi volgens*, M.-E. Mulder, Tesi di Laurea, Groningen, 1884.

(3) A. De Græfe (Halle), Enukleatio oder exenteratio bulbi (*Berliner klin. Wochenschr.*, n° 43, 1884).

(4) F. De Lapersonne, *Congrès inter. de méd.*, Paris, 1900. Comptes rendus de la section d'ophtalmologie, p. 68.

(5) De Schweinitz, Énucléation, *Congrès int. de méd.*, Paris, 1900. Comptes rendus de la section d'ophtalmologie, p. 39.

La différence des mouvements n'est guère plus appréciable dans le tableau de Truc :

	En dedans.	En dehors.	En haut.	En bas.
Énucléation	12°	15°	15°	25°
Exentération	23°	15°	18°	35°

Enfin nos mesures personnelles ne donnent pas non plus, au point de vue de la mobilité, un bien gros avantage à l'exentération ; nous avons trouvé en moyenne (fig. 49) :

	En dedans.	En dehors.	En haut.	En bas.
Enucléation	15°	25°	20°	35°
Exentération	15°	30°	25°	35°

Quant à l'enfoncement de la région orbitaire, le moignon se réduit tellement que le retrait de l'œil artificiel est presque aussi

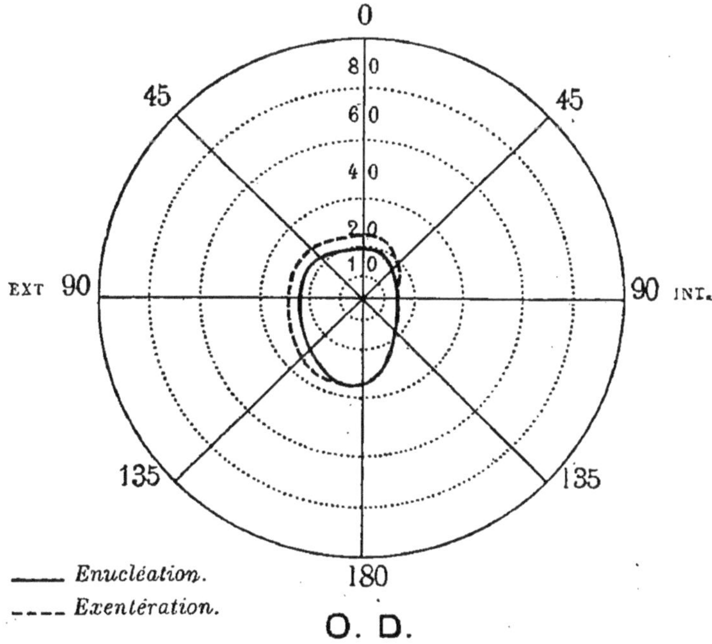

Fig. 49. — Mobilité de l'œil artificiel dans l'énucléation et l'exentération.

prononcé qu'après l'énucléation. Et si, pour la prothèse, l'exentération doit être préférée à l'énucléation, elle ne saurait être comparée avec les opérations et les cas que nous allons décrire.

D. — Opérations conservatrices.

a. — Séton de de Græfe.

Nous ne parlerons qu'à titre historique de ce séton qui traversait l'œil et amenait son atrophie. Le globe garde sa forme sphérique, mais la cornée transparente subsiste dans son intégrité, restant sensible, et cette circonstance exige une pièce d'une conformation spéciale, toujours difficile à fabriquer.

b. Amputation rétrociliaire et prémusculaire du globe.

Cette opération, décrite par Rochon-Duvigneaud (1) et que nous avons vue pratiquée par l'auteur et le Dr Poulard, donne un moignon très mobile. Ce moignon est régulier et arrondi : sa face antérieure est aplatie et présente souvent quatre sillons qui correspondent aux quatre muscles droits, et qui vont de l'un à l'autre muscle des paires antagonistes. Il n'y a pas d'angles trop saillants aux deux extrémités de l'incision, et en général le résultat prothétique est très satisfaisant (Planche VI).

Malheureusement, comme le moignon qu'on obtient est petit, si on a affaire à des paupières maigres, il existe une dépression orbito-palpébrale qui est cependant beaucoup moins prononcée que celle qu'amènerait, toutes conditions égales d'ailleurs, une énucléation ou une exentération.

c. — Kératotomie totale combinée.

Ce mode opératoire, décrit par Chevallereau (2), laisse, après cicatrisation, un moignon mobile à face antérieure aplatie, très favorable à la prothèse. Lorsqu'il persiste des débris de la cornée, ces reliquats ne sont pas saillants, et il est facile de les faire échapper au contact de la face postérieure de la coque d'émail.

(1) Rochon-Duvigneaud, *XIIIe Congr. int. de méd.*, Paris, 1900. Comptes rendus de la section d'opht., p. 69.

(2) Chevallereau, *Soc. franç. d'opht.*, mai 1905.

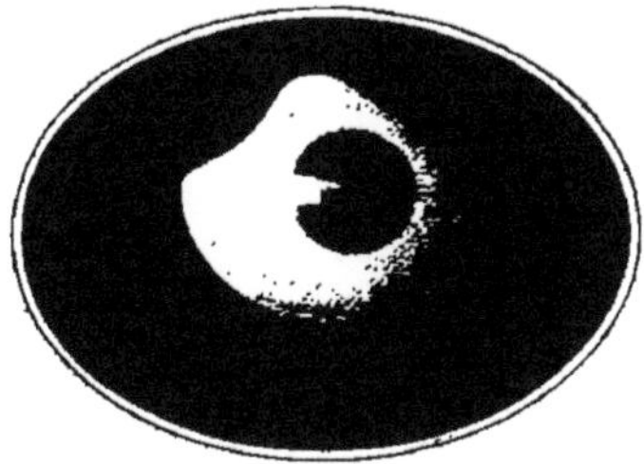

FIG. 50. — Vue de la face antérieure de l'œil artificiel.

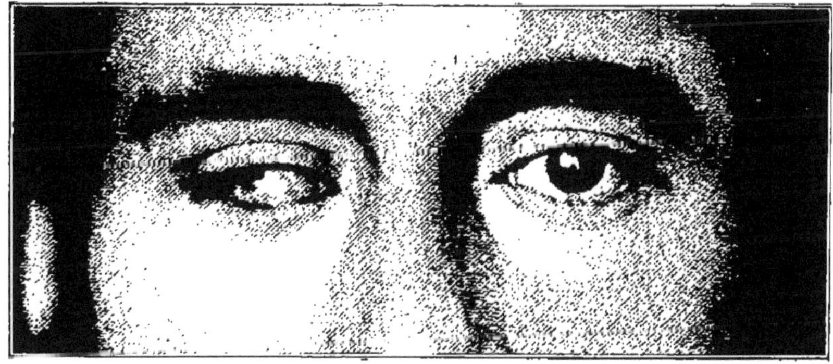

FIG. 51. — L'œil droit opéré d'un staphylôme, avant l'application de l'œil artificiel.

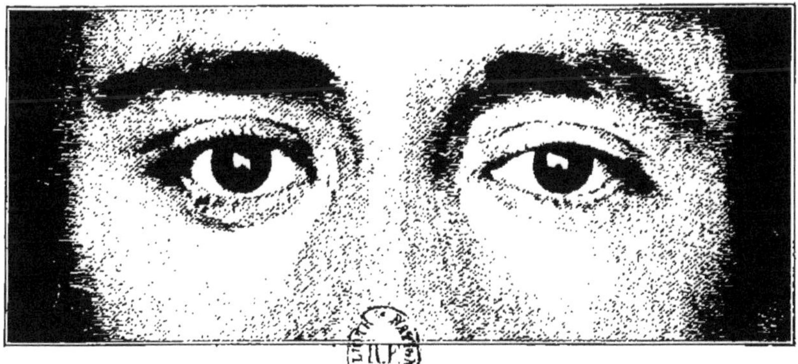

FIG. 52. — L'œil artificiel en place (photographié après douze années d'usage).

PLANCHE VII

APPLICATION D'UN ŒIL ARTIFICIEL SUR UN GLOBE OCULAIRE DIMINUÉ D'UN TIERS ENVIRON DE SON VOLUME NORMAL PAR SUITE DE L'OPÉRATION D'UN STAPHYLÔME DE LA CORNÉE, D'APRÈS LE PROCÉDÉ DE DE WECKER

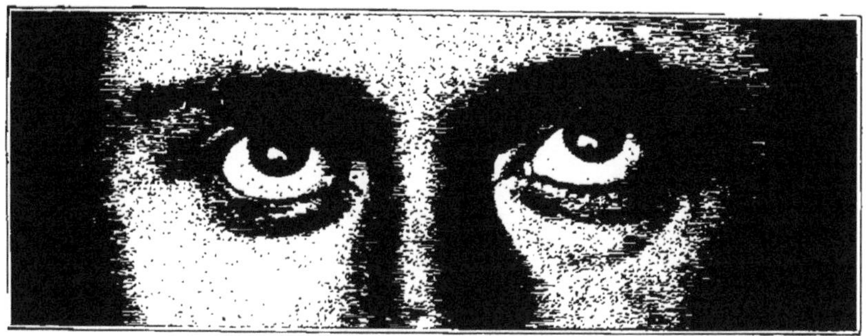

FIG. 53. — L'œil artificiel droit suit le mouvement de l'œil sain en haut.

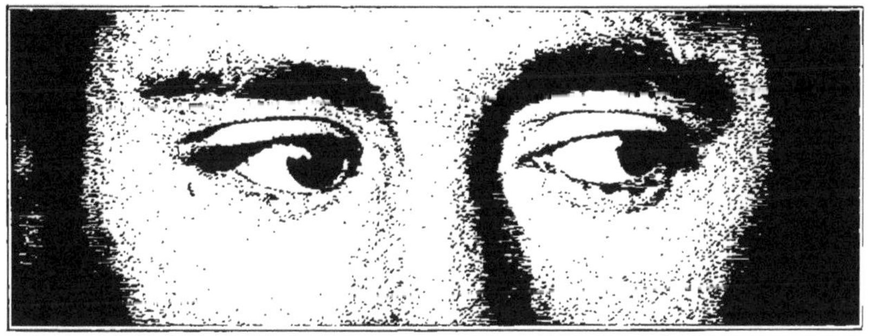

FIG. 54. — L'œil artificiel et l'œil sain regardent à gauche.

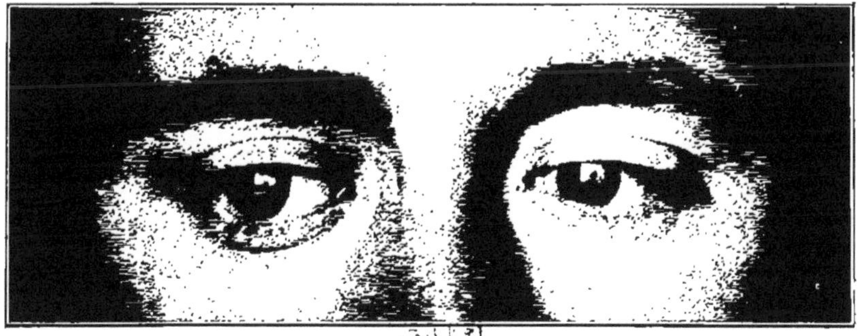

FIG. 55. — Le regard des deux yeux est dirigé à droite.

PLANCHE VIII

APPLICATION D'UN ŒIL ARTIFICIEL SUR UN GLOBE OCULAIRE DIMINUÉ D'UN TIERS ENVIRON DE SON VOLUME NORMAL PAR SUITE DE L'OPÉRATION D'UN STAPHYLÔME DE LA CORNÉE, D'APRÈS LE PROCÉDÉ DE DE WECKER

d. — *Kératectomies*.

α) *Opération de Critchett.*

Cette opération, de date très ancienne (Celse), décrite par Critchett (1) en 1863, donne des moignons de forme oblongue très mobiles, mais sur lesquels l'adaptation d'un œil artificiel est fort délicate : la proéminence externe, que porte le globe, tend toujours à faire tourner l'œil artificiel de telle façon que son grand axe devient vertical. Si l'oculariste arrive à vaincre cette difficulté, il faut que la pièce soit très volumineuse et très longue à la partie externe, afin d'embrasser l'angle externe du moignon. Encore arrive-t-il souvent, quand ce résultat est atteint, que le globe devienne douloureux au niveau de cette partie saillante.

Pour remédier à cet inconvénient, Trousseau fait la suture verticale, et les deux pointes qui sont à ses extrémités deviennent de ce fait très peu gênantes pour la prothèse. Le mouvement est aussi bon et l'adaptation plus facile. C'est à un procédé analogue qu'a recours Bourdeau (2).

β) *Procédé de de Wecker.*

L'opération de Critchett a été très heureusement modifiée par de Wecker. Ce dernier, après avoir excisé le staphylôme, fait une suture conjonctivale en bourse : le globe oculaire conserve sa forme sphérique, et la prothèse est parfaite. C'est certainement, dans la série des amputations partielles, avec le procédé de Panas, celui qui donne les plus beaux résultats prothétiques, tant au point de vue du relief que du mouvement (Planches VII et VIII).

γ) *Kératectomie totale combinée,*

Cette opération, préconisée par Panas (3), donne un moignon qui a tous les avantages de celui de l'opération de Critchett, sans en

(1) Critchett, *Ophtalmic Hosp. Rep.*, t. IV, 1863.
(2) Bourdeau, *Clinique ophtal.*, 10 juin 1905.
(3) Panas, *Arch. d'opht.*, 1898.

présenter les inconvénients : il offre à la prothèse un point d'appui solide et mobile, et il ne possède pas d'angles saillants, gênants surtout à la partie externe. Pour obtenir ce résultat, il faut cependant avoir soin de réséquer les deux angles latéraux du

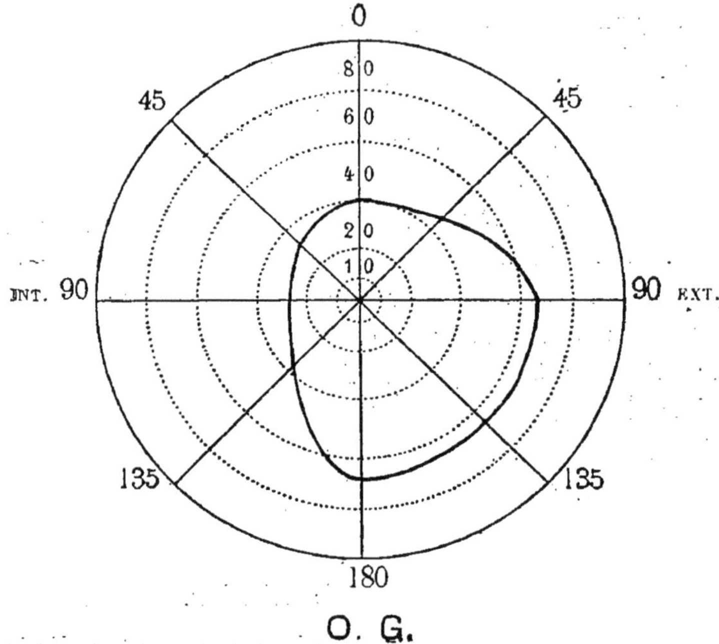

Fig. 56. — Mouvements de l'œil artificiel obtenus dans un cas favorable de kératectomie combinée.

moignon, ou bien de faire l'incision périkératique en forme de bouche, d'ovale à grand axe horizontal (Rochon-Duvigneaud).

Le résultat esthétique est toujours très bon au point de vue du relief ; quant aux mouvements, ils peuvent, dans certains cas favorables, être presque aussi étendus que ceux de l'œil sain (Planches IX, X et XI ; fig. 56).

δ) *Staphylectomie avec capitonnage musculaire.*

Lagrange (1), estimant avec Valude (2), Terson (3) et Cheval-

(1) Lagrange, *Annal. d'ocul.*, 1902, p. 97.
(2) Valude, *Rec. d'opht.*, 1900, p. 213.
(3) A. Terson, Chirurgie oculaire, Paris, 1901, p. 214.

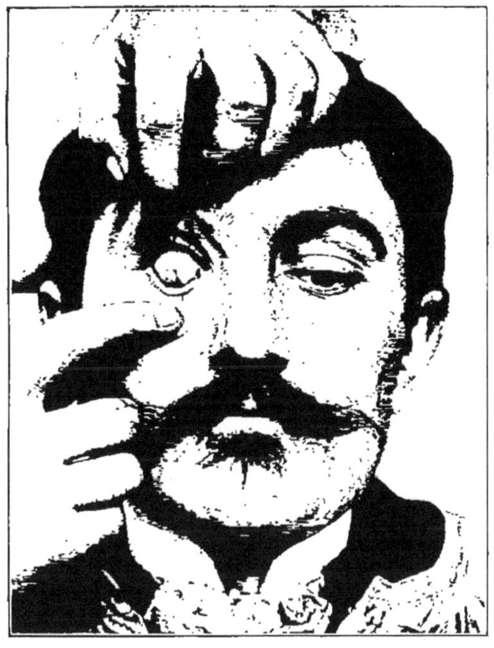

FIG. 57.

Le moignon après une kératectomie totale combinée.

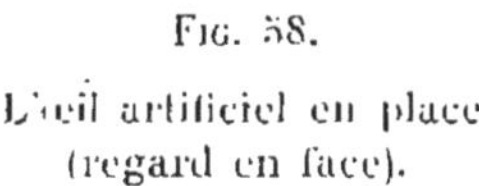

FIG. 58.

L'œil artificiel en place (regard en face).

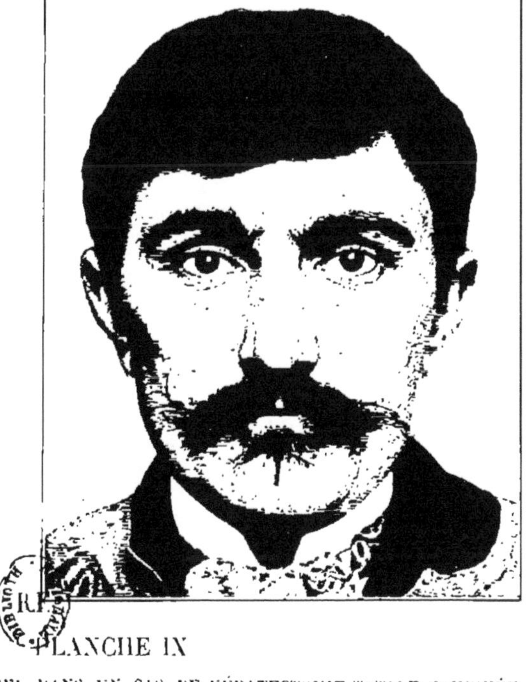

PLANCHE IX

APPLICATION D'UN OEIL ARTIFICIEL DANS UN CAS DE KÉRATECTOMIE TOTALE COMBINÉE, FAITE D'APRÈS LE PROCÉDÉ DE PANAS

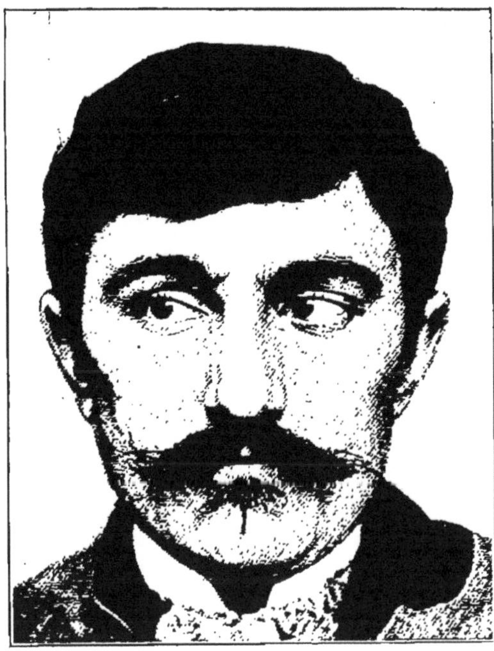

Fig. 59.
Le regard est dirigé à droite.

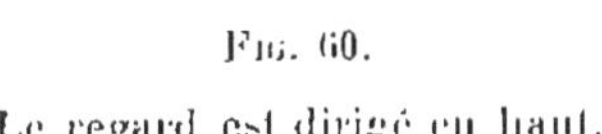

Fig. 60.
Le regard est dirigé en haut.

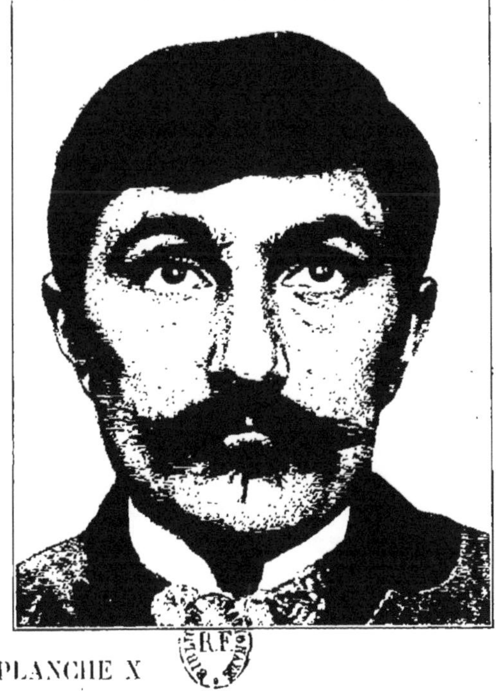

PLANCHE X

APPLICATION D'UN ŒIL ARTIFICIEL DANS UN CAS DE KÉRATECTOMIE TOTALE COMBINÉE, FAITE D'APRÈS LE PROCÉDÉ DE PANAS

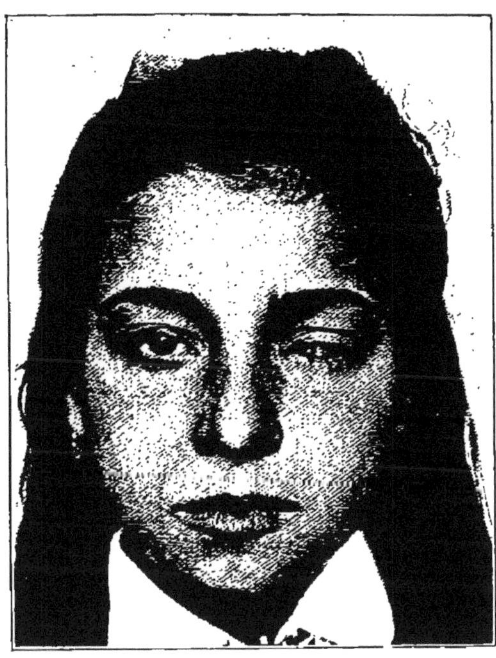

Fig. 61.

Kératectomie totale combinée de l'œil gauche.

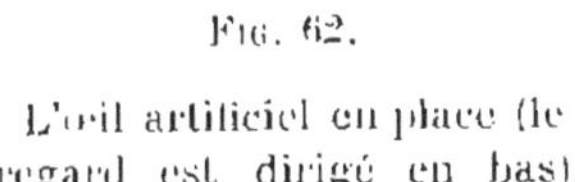

Fig. 62.

L'œil artificiel en place (le regard est dirigé en bas).

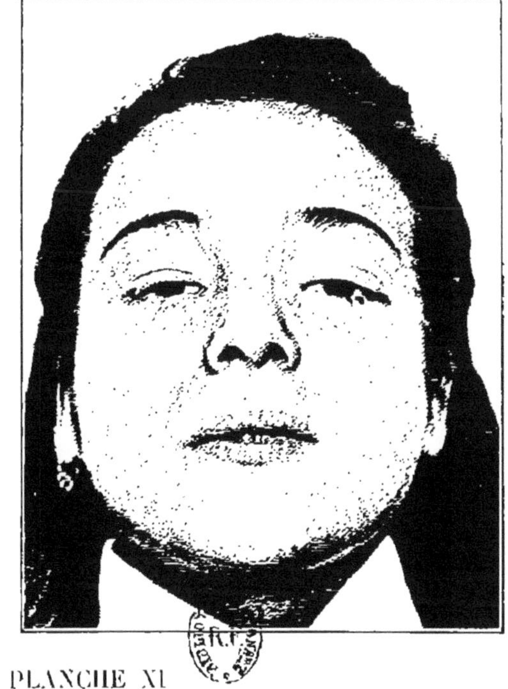

PLANCHE XI

APPLICATION D'UN ŒIL ARTIFICIEL DANS UN CAS DE KÉRATECTOMIE TOTALE COMBINÉE FAITE D'APRÈS LE PROCÉDÉ DE PANAS

lereau (1) que la suture en bourse de de Wecker n'est pas assez solide, renforce cette suture à l'aide d'un capitonnage musculaire. Le moignon est très mobile, puisque les points d'insertion des muscles sont avancés.

Quelque temps avant que Lagrange décrive cette opération, Picot et Aubaret (2), élèves du professeur Badal, ont recommandé un capitonnage musculaire analogue, obtenu en suturant les muscles droits en avant du moignon.

Quoique les deux manuels opératoires « diffèrent essentiellement », les résultats envisagés au seul point de vue prothétique semblent les mêmes : ils sont très favorables.

E. — Moignons artificiels.

Les suites prothétiques de l'énucléation sont quelquefois si fâcheuses que beaucoup de chirurgiens ont voulu les améliorer, en rendant artificiellement au moignon un volume suffisant, pour obtenir une bonne esthétique dans l'application de l'œil artificiel.

a. — Le moignon est un tissu vivant.

Les premiers essais dans ce sens ont été faits par Chibret (3), en 1885, puis par Rohmer, Terrier et Bradfort; ils consistaient à greffer un œil de lapin à la place du globe énucléé. Ces premières expériences se terminèrent par l'ulcération de la cornée et l'atrophie du globe, qui forcèrent plus tard à faire l'énucléation de l'œil greffé.

Depuis ce temps on a repris ces tentatives et on en a établi d'autres :

Wernicke (4), Barraquer (5), Vélez (6), Troncoso (7) et Lopez (8) ont remplacé l'œil par du tissu adipeux ; Venne-

(1) CHEVALLEREAU, *Soc. d'opht. de Paris*, 3 avril 1900.
(2) PICOT et AUBARET, *Gaz. hebd. des scienc. méd. de Bordeaux*, 30 juin 1901.
(3) CHIBRET, *Rev. gén. d'opht.*, mai 1885.
(4) OTTO WERNICKE, *Anal. de oft. Mexico*, 1902.
(5) BARRAQUER, *Archiv. de oft. hispano-amér.*, 1901.
(6) DANIEL M. VÉLEZ, *Anal. de oft. Mexico*, t. V, p. 8 et p. 303.
(7) TRONCOSO, *Anal. de oft. Mexico*, 1902.
(8) FERNANDO LOPEZ, *Anal. de oft. Mexico*, 1903.

man (1) a proposé, en suturant la conjonctive avant que l'hémostase soit complète, de laisser se former un caillot qui jouerait le rôle de moignon. Lagrange (2), après avoir essayé la greffe d'une tête de fémur de lapin ou de jeune chien, qui fut expulsée, eut recours à une sphère taillée dans un os décalcifié : au bout de trois mois, l'os était résorbé.

Il reprit alors les expériences de Chibret et de Rohmer sur la greffe de l'œil de lapin, mais en prenant la précaution de placer la cornée en arrière, d'enfouir l'œil dans la capsule de Tenon et de suturer les muscles et la conjonctive au-devant de lui. Les résultats éloignés que donne ce procédé paraissent très bons (Planche XII), et, si la mobilité n'est pas supérieure à ce qu'elle est dans l'énucléation (3), il est incontestable que l'enfoncement de la région orbitaire et le sillon sus-palpébral sont beaucoup moins accusés.

Rollet (4), enfin, emprunte à la région deltoïdienne une rondelle comprenant la peau et le tissu adipeux sous-jacent; il y suture les muscles et la conjonctive et obtient un moignon mobile et assez volumineux.

b. — Le moignon est un corps étranger.

Les auteurs ont cherché aussi à inclure sous la conjonctive, dans la capsule de Tenon ou dans la coque sclérale, des corps inorganiques, aseptiques et non résorbables, pour permettre une prothèse plus favorable.

Mules (5) a le premier proposé d'introduire une boule de verre dans la cavité sclérale, après exentération. La même méthode fut employée après l'énucléation par Adams-Frost (6), Lang (7),

(1) Venneman, cité par Lagleyze, *Arch. de oftal. hisp. americ.*, avril 1904, p. 196.

(2) Lagrange, *Cong. int. méd.*, 1900; *Annal d'ocul.*, 1901; *Soc. franç. d'opht.*, mai 1905.

(3) Dans le cas que nous avons observé, la mobilité est la même que dans la moyenne des énucléations, excepté en dehors, où elle est de 40° au lieu de 25°.

(4) Rollet, *Rev. gén. d'opht.*, 1904, p. 511.

(5) Mules, *Transact. opht. Society*; V. p. 200.

(6) Adams-Frost, Middlemore-Prize Essay (*Brit. méd. Assoc.*, 1886).

(7) Lang, *Transact. opht. Soc.*, VII, p. 286.

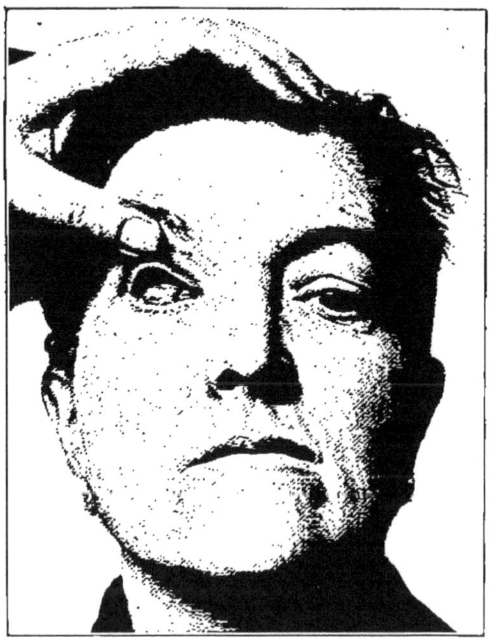

FIG. 63.
Le moignon après une greffe d'œil de lapin.

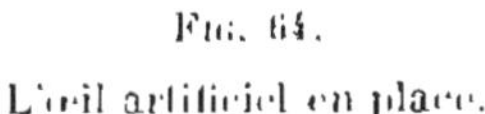

FIG. 64.
L'œil artificiel en place.

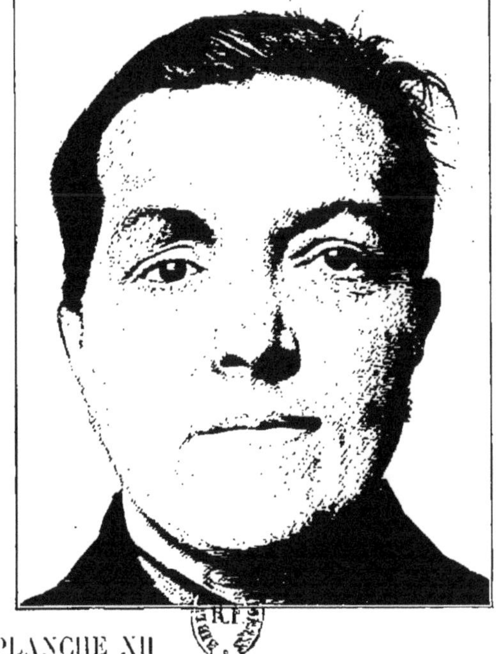

PLANCHE XII

APPLICATION D'UN OEIL ARTIFICIEL DANS UN CAS DE GREFFE D'OEIL DE LAPIN, FAITE D'APRÈS LE PROCÉDÉ DE LAGRANGE

Webster-Fox (1) et Emrys-Jones (2), qui placent un globe approprié dans la capsule de Tenon.

De Schweinitz (3) donne le tableau suivant, qui relate la mobilité de l'œil artificiel mesurée par un certain nombre de chirurgiens après l'introduction dans la sclérotique d'un « corps vitré artificiel de Mules ».

CHIRURGIENS.	MOUVEMENTS.			
	En dedans.	En dehors.	En haut.	En bas.
Buller..........	20	20	8	30
Todd...........	5-20	15-45	15-40	20-50
De Schweinitz...	10-28	28-30	20-30	15-60
Coleman.......	25	10	25	25
Ring...........	20	38	»	»

On voit à quel point ces chiffres diffèrent : dans certains cas, les mouvements sont moins étendus qu'après une énucléation (8° en haut) ; dans d'autres, au contraire, ils seraient aussi bons que dans les cas favorables de staphylectomie (60° en dehors). Il semble donc difficile de fonder beaucoup d'espérances sur la mobilité que peut donner cette opération à l'œil artificiel.

On a remplacé la boule de verre par une sphère de celluloïd, d'ivoire ou d'or. Pfluger (4) et Bell se servaient de sphères d'argent creuses ou perforées ; Landman (5), d'une boule de fil d'argent ; Belt (6) et Trousseau (7), de morceaux d'éponge ; Bourgeois (8) et Angelucci (9), de petites boules de soie ; Fage (10), d'une

(1) WEBSTER-FOX, *Amer. med. Assoc.*, 1875.

(2) A. EMRYS-JONES, *Xe Congrès int. d'opht.*, Lucerne, 1904, p. B. 297.

(3) DE SCHWEINITZ, *XIIIe Cong. int. de méd.*, Paris, 1900. Comptes rendus de la section d'ophtal., p. 47.

(4) PFLUGER, *Cong. int. méd.*, Paris, 1900. Comptes rendus de la sect. d'opht., p. 13.

(5) LANDMAN, *Amer. journ. of opht.*, mai 1902.

(6) BELT, *Med. News*, 27 juin 1896.

(7) TROUSSEAU, *Annal. d'ocul.*, 1897.

(8) BOURGEOIS, *Recueil d'opht.*, juin 1897. *Cong. int. méd.*, Paris, 1900. Comptes rendus de la sect. d'opht., p. 72.

(9) ANGELUCCI, cité par LAGLEYZE, *Arch. de oftal. hisp. amer.*, avril 1904, p. 195.

(10) FAGE, cité par LAGLEYZE, *loc. cit.*, p. 196.

pelote de gaze iodoformée; Valude (1), d'un morceau de charbon.

Aucun de ces procédés ne semble s'être généralisé.

Beaucoup d'auteurs ont alors proposé de refaire un moignon à l'aide de la vaseline ou de la paraffine, ou même de l'agar-agar (Sucker) (2).

Brœckaert (3), Maitland-Ramsay (4), et Chaudron (5) em-

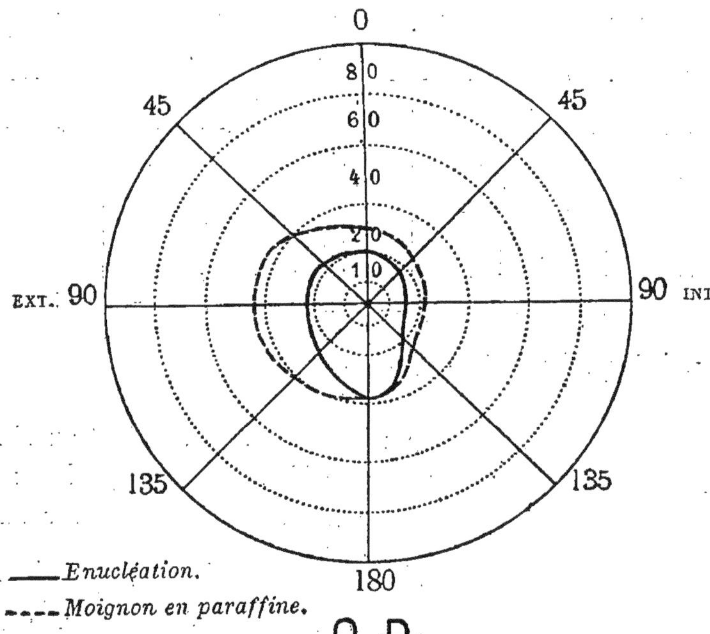

Fig. 65. — Mobilité de l'œil artificiel adapté sur un moignon artificiel (vaseline et paraffine) obtenu d'après la méthode de Rohmer (*d'après Rohmer*).

ploient la paraffine fondue, qu'ils injectent dans la sclérotique ou dans la capsule de Tenon ; Dianoux (6) préfère la vaseline pure.

En 1902, Rohmer (7) propose, pour augmenter le volume du

(1) Valude, *Soc. franç. d'opht.*, mai 1898.
(2) Sucker, *Opht. Record*, sept. 1901.
(3) Brœckaert, La méthode des injections de paraffine solide en ophtalmologie.
(4) Maitland-Ramsay, *Lancet*, 31 janv. 1903.
(5) Chaudron, *Thèse Nancy*, 1902.
(6) Dianoux, *Gaz. méd. de Nantes*, 1901.
(7) Rohmer, *Revue méd. de l'Est*, 1902.

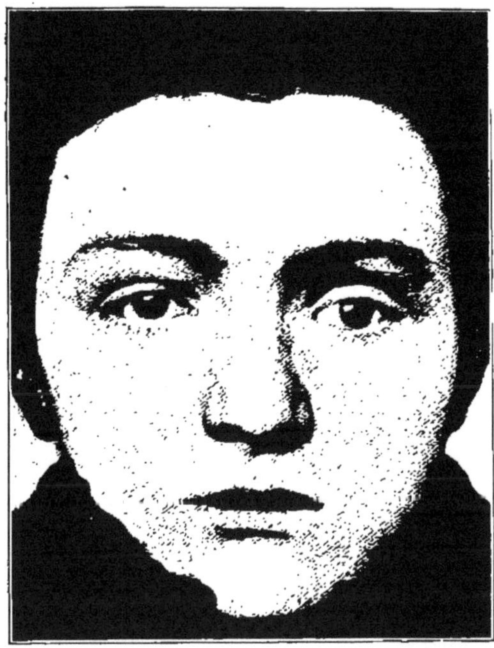

FIG. 66.

L'œil artificiel (côté gauche) en place, avant l'injection.

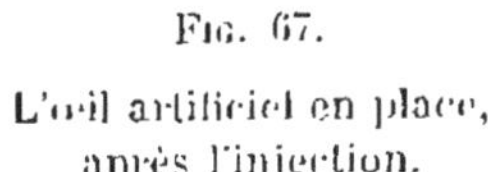

FIG. 67.

L'œil artificiel en place, après l'injection.

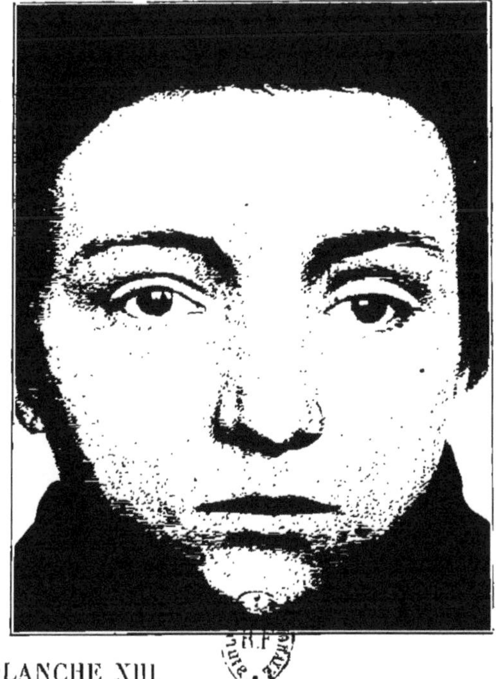

PLANCHE XIII

APPLICATION D'UN ŒIL ARTIFICIEL SUR UN MOIGNON ARTIFICIEL EN VASELINE ET PARAFFINE, OBTENU D'APRÈS LE PROCÉDÉ DE ROHMER (D'après Rohmer).

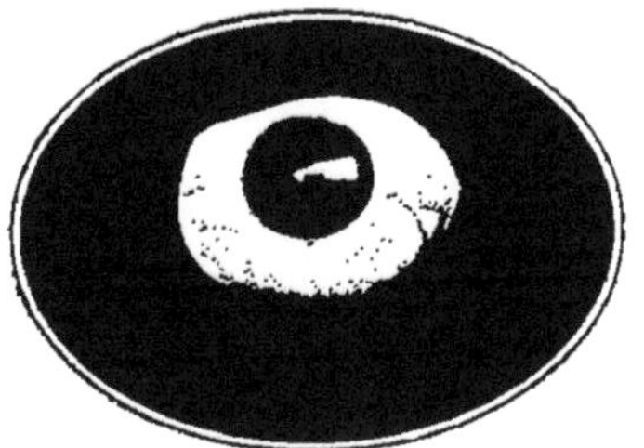

FIG. 68. — L'œil artificiel vu de face.

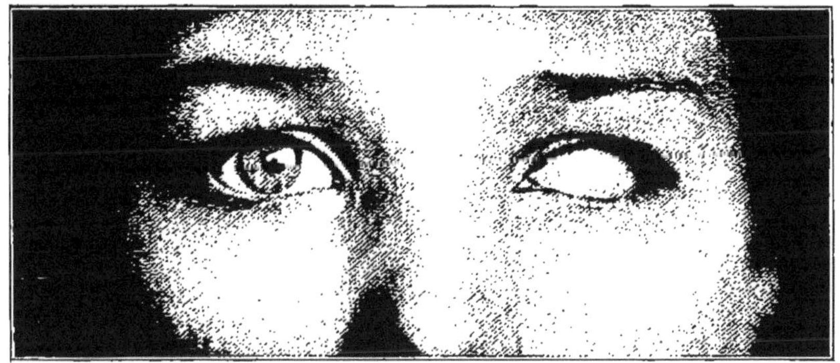

FIG. 69. — L'œil gauche est perdu : sa cornée transparente est complètement désorganisée (suite d'une scarlatine grave, avec conjonctivite diphtéritique).

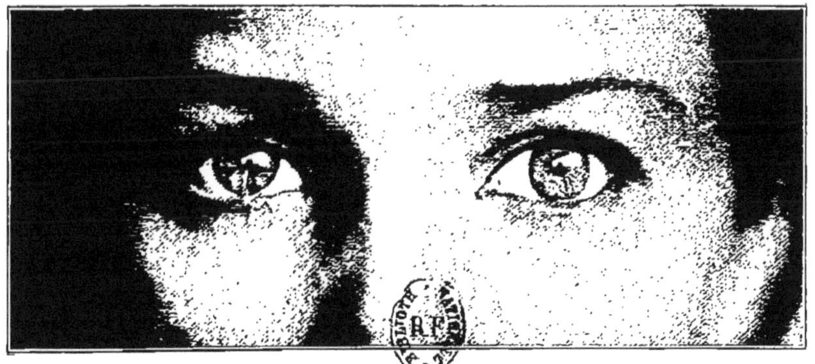

FIG. 70. — L'œil artificiel en place.

PLANCHE XIV

APPLICATION D'UN ŒIL ARTIFICIEL SUR UN GLOBE OCULAIRE DE FORME SPHÉRIQUE N'AYANT PERDU QU'UN SIXIÈME ENVIRON DE SON VOLUME NORMAL : LA CORNÉE TRANSPARENTE SEULE AYANT ÉTÉ DÉTRUITE

moignon obtenu par une énucléation, d'injecter en son milieu un mélange à parties égales de vaseline et de paraffine : il obtient un moignon régulier, qui atténue le sillon sus-palpébral (Planche XIII) et qui augmente la mobilité de la pièce artificielle (fig. 65).

Enfin quelques auteurs sont revenus à la méthode de Mules en substituant à la sphère de verre une boule de paraffine.

Oatman (1), Hertel (2), Alter (3) remplissent la coque sclérale ou la capsule de Tenon avec une boule de paraffine ; Lagleyze (4) semble obtenir de très bons résultats avec une bille de paraffine comprimée, qu'il inclut dans la capsule en suturant les muscles au-devant du corps étranger, comme Valude (5) le fait dans l'opération de Mules.

Quelle que soit la méthode employée, il semble qu'aujourd'hui l'asepsie lui permette de donner des résultats durables.

Au point de vue de la prothèse, les moignons artificiels sont d'autant meilleurs qu'ils sont plus volumineux et que leur atrophie est plus lente.

La mobilité qu'ils confèrent à l'œil artificiel n'est souvent pas très grande ; elle est quelquefois la même que celle que donne l'énucléation ; mais il est un point acquis, c'est que ces moignons artificiels corrigent très heureusement l'enfoncement de la région et la dépression orbito-palpébrale, qui sont si souvent la conséquence de l'ablation seule de l'œil.

Malgré ces avantages, nous sommes obligé de dire qu'ils sont toujours pour la prothèse un aide beaucoup moins sûr et beaucoup moins puissant que les opérations conservatrices, quelles qu'elles soient.

F. — Moignons atrophiques.

L'adaptation d'un œil artificiel, avons-nous dit, est praticable

(1) Oatman, *Med. record*, 7 mars 1903.
(2) Hertel, *Græfe's Archiv f. Opht.*, 1903.
(3) Francis-W. Alter, *Opht. Record*, mars 1903.
(4) Lagleyze, *Arch. oft. hispano-amer.*, mars, avril, mai 1904.
(5) Valude, *Soc. d'opht. de Paris*, juin 1903.

toutes les fois que le globe de l'organe perdu a subi une diminution, si faible soit-elle, dans son volume normal. Nous ne croyons pas qu'on puisse et qu'on doive faire l'application d'un œil artificiel quand le globe oculaire n'est pas un peu plus petit que l'œil naturel : si le globe était aussi volumineux que l'œil sain et, à plus forte raison, s'il était plus gros que lui, l'adjonction d'un œil artificiel donnerait lieu à un excédent de volume qui ne serait qu'une difformité ajoutée à celle qui existait déjà.

Le moignon volumineux, atrophié d'un cinquième ou d'un quart de son volume, de forme sphérique, dépourvu de sa cornée transparente, est incontestablement l'idéal de la prothèse oculaire (Planche XIV).

Il est alors essentiel que le moignon ne soit pas comprimé et que la pièce soit parfaitement adaptée. Il reste quelquefois, entre le bulbe et les paupières, juste assez de place pour loger la coque d'émail, qui doit être « mince, très plate, une véritable lamelle » (Pansier). Pour que cet œil artificiel *pelliculaire* ne produise pas un excès de volume, il faut que la pièce offre une étendue très peu supérieure à celle de l'ouverture palpébrale : elle doit seulement masquer la portion visible du globe désorganisé; le bord inférieur, sur lequel la pièce prend son point d'appui, est seul conservé, les autres sont supprimés (fig. 68).

Si la cornée a disparu, la prothèse est facile; les craintes d'ulcération n'existent pas.

Quand la cornée est conservée, si la perte de la sensibilité est un élément de tolérance au point de vue douleur, il ne faut pas oublier que les cornées insensibles sont peut-être plus prédisposées aux ulcérations et qu'il faudra une prothèse d'autant plus soignée et une surveillance plus attentive.

Si elle est sensible, il est *indispensable* que la partie postérieure de la coque ne soit pas en contact avec elle (fig. 79); mais la prothèse, quoique difficile, est possible et produit d'excellents résultats esthétiques (Planche XV).

Dans certains cas de staphylômes cornéens accompagnés de

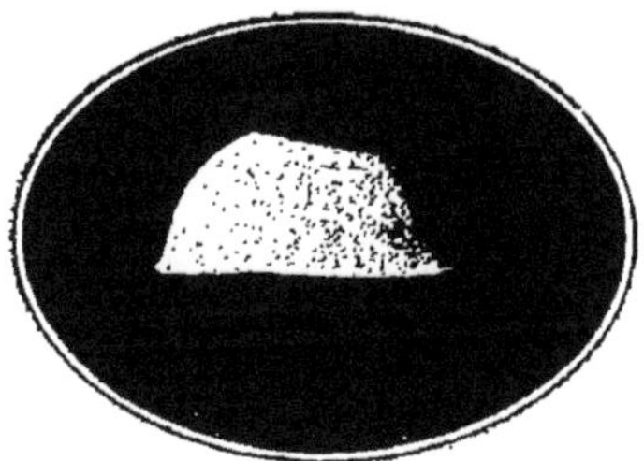

FIG. 71. — L'œil artificiel vu de profil par sa partie inférieure.

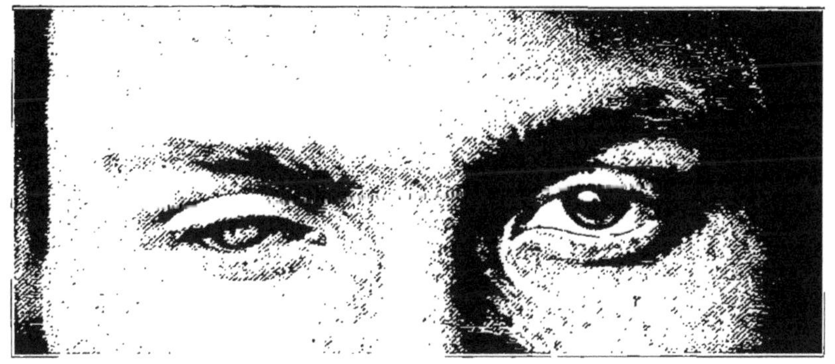

FIG. 72. — L'œil droit perdu est peu atrophié : sa cornée transparente, presque intacte, est sensible et très facilement irritable.

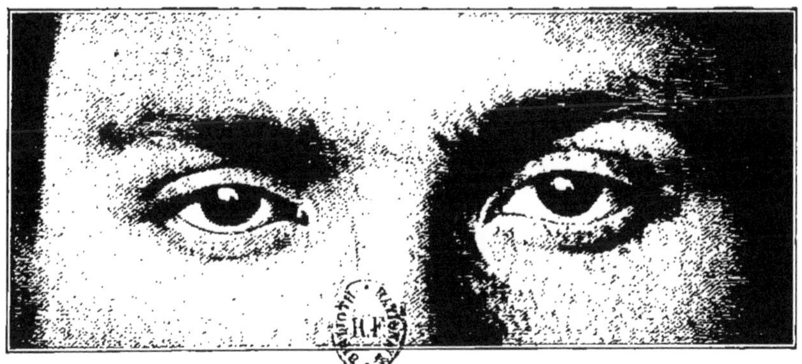

FIG. 73. — L'œil artificiel en place (photographié après quatorze années d'usage).

PLANCHE XV

APPLICATION D'UN ŒIL ARTIFICIEL SUR UN GLOBE OCULAIRE DE FORME SPHÉRIQUE, DIMINUÉ D'ENVIRON UN QUART DE SON VOLUME NORMAL, ET AYANT CONSERVÉ SA CORNÉE TRANSPARENTE SENSIBLE

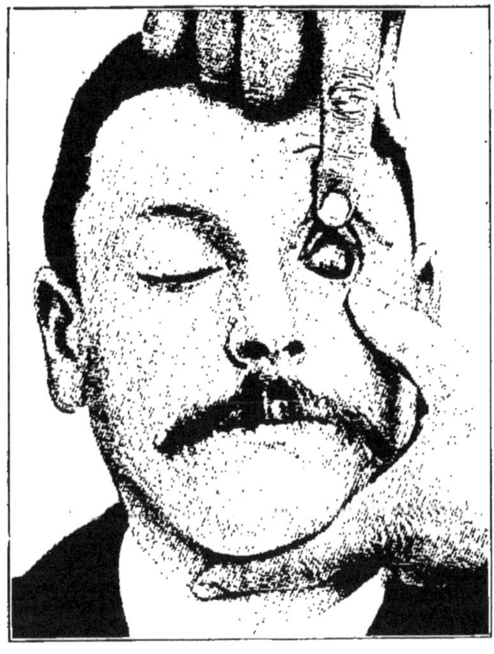

FIG. 74.

Staphylôme cornéen opaque, volumineux et insensible.

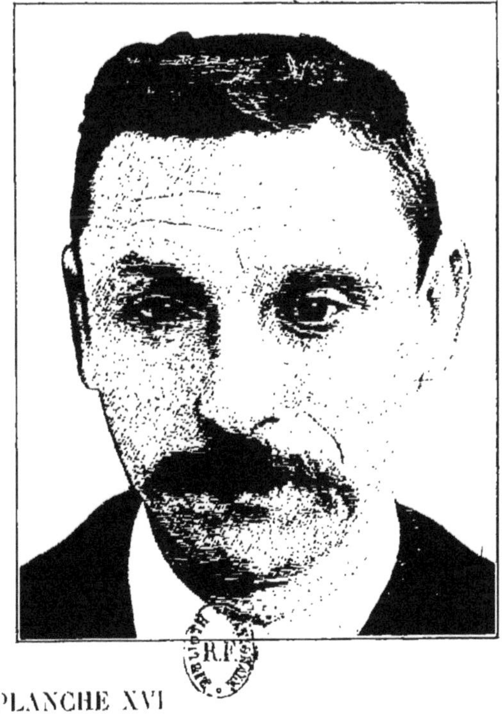

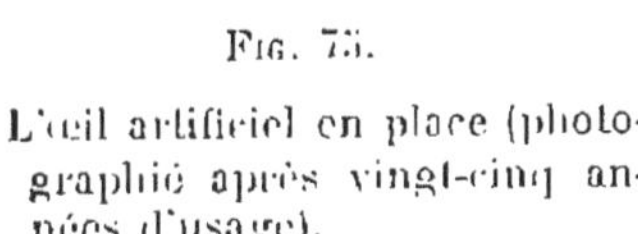

FIG. 75.

L'œil artificiel en place (photographié après vingt-cinq années d'usage).

PLANCHE XVI

APPLICATION D'UN ŒIL ARTIFICIEL SUR UN STAPHYLÔME VOLUMINEUX DE LA CORNÉE

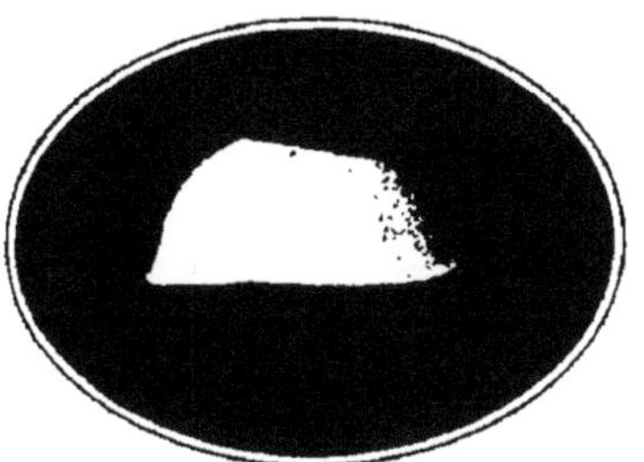

FIG. 76. — L'œil artificiel vu de profil.

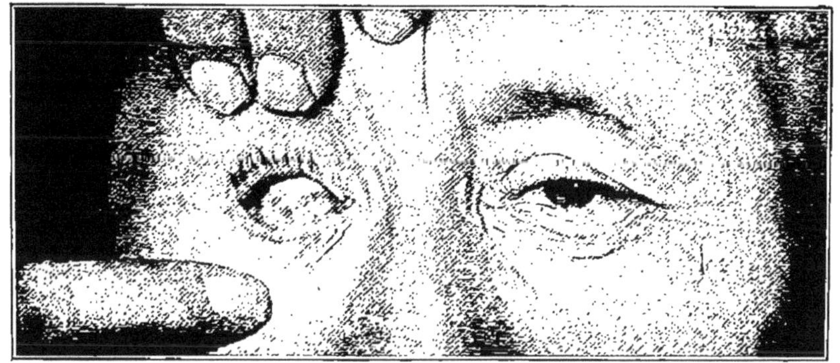

FIG. 77. — Le globe de l'œil perdu est complètement atrophié par suite d'un phlegmon.

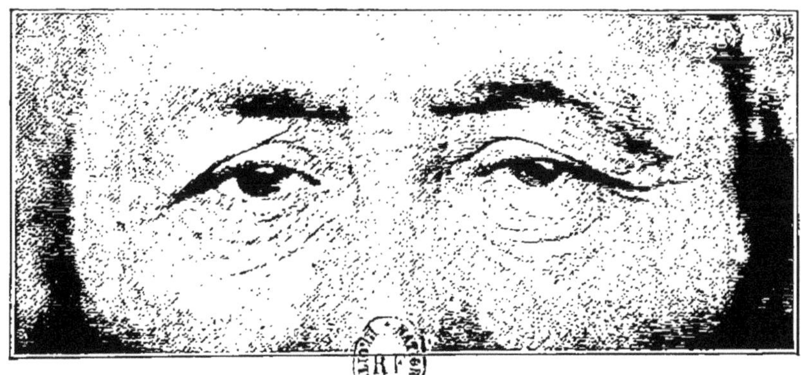

FIG. 78. — L'œil artificiel en place.

PLANCHE XVII

APPLICATION D'UN ŒIL ARTIFICIEL APRÈS UNE ATROPHIE CONSIDÉRABLE DU GLOBE OCULAIRE

diminution du globe, la prothèse est praticable et l'effet obtenu est très heureux (Planche XVI).

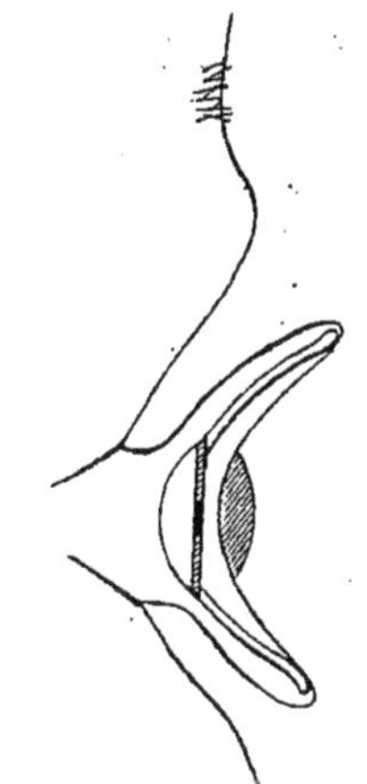

Fig. 79. — La face postérieure de l'œil artificiel ne doit pas être en contact avec la cornée.

Plus le globe aura perdu de son volume, plus la région oculaire se déprimera, et plus il sera malaisé de masquer la difformité. Cependant, comme pour l'énucléation et l'éviscération, même si le globe est très réduit, l'esthétique pourra être satisfaisante si les paupières sont assez grasses (Planche XVII).

Nous conclurons en disant que, en nous plaçant au seul point de vue de l'oculariste et des résultats esthétiques que nous recherchons, nos préférences se portent nettement vers ces derniers cas, où nous avons à placer un œil artificiel sur un globe qui, en dehors de l'aspect plus ou moins déplaisant qu'il présente, a gardé intacte toute sa mobilité et offre, par son volume, le soutien idéal à la coque d'émail.

CHAPITRE VII

CHOIX D'UNE PIÈCE TOUTE FAITE DANS UNE COLLECTION

SOMMAIRE. — Les ocularistes constituent des collections plus ou moins nombreuses dans lesquelles on choisit une pièce s'adaptant à peu près.

Ce moyen, commode pour une application immédiate et provisoire, laisse beaucoup à désirer : il est extrêmement rare qu'une pièce ainsi choisie réponde exactement à toutes les nécessités.

Quand l'adaptation ne peut se faire dans le cabinet de l'oculariste, au moyen des données que nous venons d'indiquer, le chirurgien possède deux méthodes pour faire lui-même l'application d'un œil artificiel : il peut choisir une pièce appropriée dans une collection ou la commander au fabricant en lui envoyant des renseignements descriptifs précis.

La première de ces deux méthodes est la plus répandue ; c'est aussi la plus imparfaite.

Les collections qui sont entre les mains des oculistes se composent de 12, 24, 50, 100, 120 pièces et plus, comprenant des yeux destinés au côté gauche et des yeux destinés au côté droit.

Les mêmes formes typiques existent dans chacune ; mais on ne doit pas s'attendre à trouver parmi elles des pièces pouvant s'adapter indistinctement à tous les cas qui se présentent. Chaque pièce porte un numéro qu'il suffit de rappeler à l'oculariste quand on veut remplacer celles qui ont été utilisées.

Les mêmes variétés de couleur ne se rencontrent pas dans tous les pays : les habitants du Nord ont en général les yeux bleus, ceux du Midi les yeux bruns. Pour composer des collections d'yeux propres à être mis en usage dans des contrées différentes il faut se conformer à la division naturelle qu'indique si bien

ÉTUDE ANTHROPOMÉTRIQUE

DES POPULATIONS DE LA FRANCE ET DES PAYS LIMITROPHES

Par Alphonse BERTILLON, chef de service de l'Identité judiciaire à la Préfecture de Police de Paris.

(D'après l'observation de 100.000 sujets nés de 1835 à 1869.)

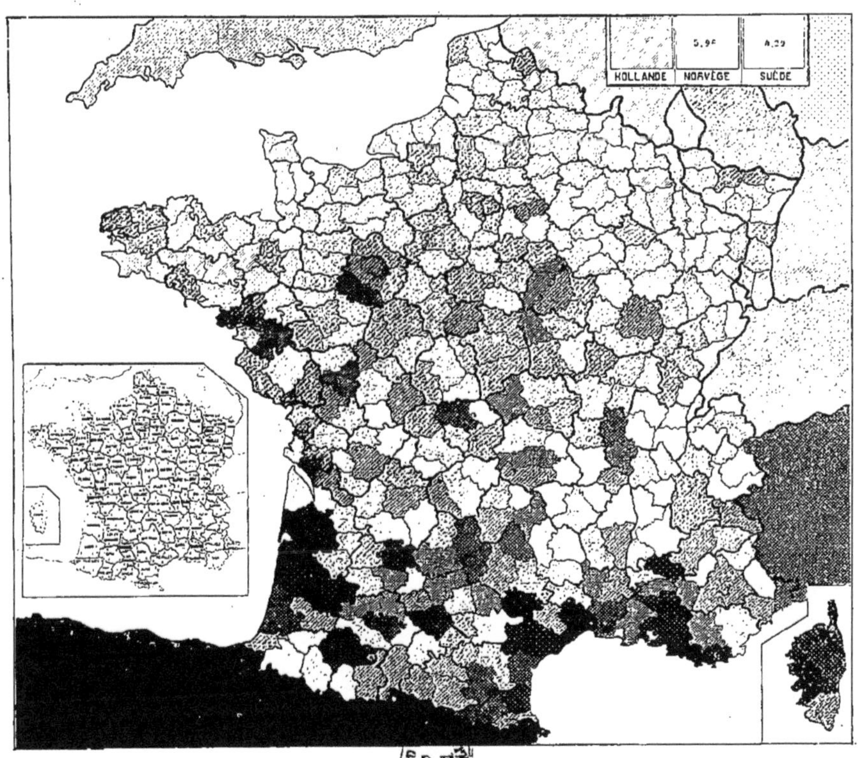

FIG. 80. — La teinte est d'autant plus foncée que la proportion des iris pigmentés de châtain ou de marron est plus élevée.

PLANCHE XVIII

LA COULEUR DE L'ŒIL (par arrondissements)

la carte (Planche XVIII) que nous sommes très heureux de pouvoir reproduire, et qui a été dressée par M. Alphonse Bertillon.

Essai des pièces.

On essaiera d'abord de préférence une pièce plutôt petite que grosse, afin que l'introduction se fasse plus facilement. On passera ensuite à l'essai d'une pièce plus volumineuse, et on augmentera progressivement, autant que le permettront et l'étendue de la cavité, et la dilatation qui se produit ordinairement sous l'influence de l'usage de la coque, jusqu'à ce que l'on soit parvenu à un volume convenable, sans jamais perdre de vue que *le volume de la pièce artificielle doit avant tout être proportionné à l'étendue de la cavité qui doit la recevoir, et non point seulement au volume de l'œil sain, qui ne peut pas toujours être égalé.*

Mais, quel que soit le cas, il est préférable que la pièce adaptée définitivement soit un peu plus petite que l'œil sain. L'effet apparent en sera meilleur, l'usage plus commode et les mouvements seront plus prononcés.

Il est aussi essentiel que le volume de l'œil artificiel permette aux paupières de se fermer. Mais on ne doit jamais en recouper les bords à la meule.

Lorsque la pièce sera introduite, on s'attachera à reconnaître si elle est bien placée, ce qu'il sera facile de constater si l'on observe que les deux faisceaux de vaisseaux sanguins, tracés sur les extrémités nasale et temporale, sont visibles aux angles de l'œil.

Nous recommandons de ne mettre aucune précipitation dans l'examen de la coque essayée. En attendant quelques instants, les remarques seront faites avec plus d'exactitude : la pièce abandonnée à elle-même prendra la position que lui assigne sa forme, et le malade, chez qui l'idée de la première application provoque presque toujours un sentiment d'appréhension, aura le temps de mieux interpréter ses sensations.

Dans le cas où l'œil artificiel serait essayé sur un malade qui n'en aurait encore jamais fait usage, et alors que d'ailleurs aucune gêne, aucune douleur ne se manifesterait, on ferait bien de faire porter cet émail pendant plusieurs jours avant de prendre note, d'une manière définitive, des défauts qu'il pourrait présenter.

Pour prendre ces indications, l'observateur et le malade se placeront debout, l'un devant l'autre, éloignés de 1 mètre environ.

Si le sujet, fait lui-même ces observations, il se placera devant une glace située à la même distance. Il s'attachera à donner à sa tête la position qui lui est la plus habituelle, et son regard sera dirigé horizontalement.

CHAPITRE VIII

ÉTABLISSEMENT D'UNE PIÈCE PAR CORRESPONDANCE.

SOMMAIRE. — Pour établir un modèle, en transmettre le gabarit à l'ocula-riste, l'oculiste peut employer des *moyens de comparaison* avec les pièces d'une collection bien composée ou des *moyens signalétiques*.

Il peut ainsi réunir des documents concernant la couleur de l'iris et, à la rigueur, définir suffisamment la cavité.

Pour mieux exprimer les détails de celle-ci, il peut employer le *modelage*, qui consiste dans l'adaptation d'une substance avec laquelle on établit une sorte de patron.

Le procédé de choix consiste à prendre un *moulage* de l'orbite à la paraffine d'après les procédés modernes.

Cependant aucune de ces méthodes ne permet d'atteindre à la perfection qu'obtient l'oculariste en traitant le malade sur place.

Toutes les fois que l'oculiste désire obtenir une bonne adaptation, il faut qu'il fasse faire une pièce pour chacun des cas qui se présentent à lui.

Deux points importants sont indispensables à l'oculariste : la couleur de l'iris de l'œil sain et la forme de la cavité ou de la pièce qu'elle doit contenir.

1° Couleur.

S'il est simple de reproduire par un trait le diamètre moyen de l'ouverture pupillaire et la largeur de l'iris (1) ; s'il est facile

(1) Les ocularistes savent qu'il faut tenir le diamètre de l'iris artificiel au-dessous des dimensions de celui du côté sain, sous peine de voir le premier paraître trop grand. Ceci tient à ce que, du côté lésé, la fente palpébrale est plus réduite, les paupières sont plus tombantes, l'œil la plupart du temps est plus renfoncé ; une plus grande partie de la sclérotique est cachée et les rapports apparents des différentes portions visibles de l'œil se trouvent changés.

de parler de la couleur de la sclérotique, qui est toujours jaune vert, ou bleue; s'il est aisé de dire que les vaisseaux sont rares ou nombreux, il est fort difficile de décrire la couleur d'un œil.

Quand la chose est possible, le mieux est de posséder quelques pièces-étalons de nuances variées, parmi lesquelles on peut trouver des indications utiles. L'oculariste peut toujours mettre à la disposition du médecin quelques yeux de couleurs assorties qui permettent d'indiquer, à quelques différences près, quelle est la teinte de l'œil sain.

Un dessin colorié de cet œil peut à défaut rendre grand service.

Mais, si le médecin n'a pas de modèle de couleur sous la main et qu'il ne puisse pas échantillonner à l'aquarelle, au crayon ou à l'huile les nuances de l'iris qu'il désire voir imiter, il est obligé de donner par écrit une description à l'oculariste.

En dehors des gammes colorées dés collections, l'idée est déjà venue depuis longtemps d'essayer de grouper et de classer dans des échelles de colorations les différents iris, suivant les types les plus répandus. Des anthropologistes, tels que Broca, ont donné des tables de couleurs d'yeux réparties suivant les pays et les races, mais l'esprit dans lequel elles sont faites les rend impropres à l'usage que nous en attendons.

Au premier moment, on peut se demander comment procéder pour débrouiller les détails du signalement d'un iris. Pour avoir des règles de description précises, nous ne pouvions mieux faire que de nous adresser à M. Alphonse Bertillon, qui note depuis plus de vingt ans la couleur des yeux de tous les détenus qui passent par ses mains. Il a bien voulu nous accueillir pendant quelque temps auprès de lui, et nous avons vu des descriptions d'yeux absolument semblables chez de mêmes individus arrêtés plusieurs fois sous des noms différents : les fiches de ces détenus, classées par mesures, relataient les mêmes mensurations et exactement les mêmes couleurs d'iris.

Sans vouloir décrire ici la méthode de classement des couleurs de l'iris due à M. Bertillon (1), nous croyons très utile d'en donner le principe, quitte à la simplifier beaucoup : notre but en effet demande moins de précision que le sien.

« L'observateur devra se placer vis-à-vis de son sujet, à 30 centimètres environ de lui et le dos tourné au jour, de telle sorte que l'œil à examiner reçoive en plein une lumière vive (mais non les rayons du soleil); puis il l'invitera à le regarder les yeux dans les yeux, en lui soulevant le milieu du sourcil. »

L'iris est composé de deux éléments indépendants :

a. L'*auréole*, zone qui entoure la pupille et qui est plus ou moins *dentelée*, *étendue* ou *fondue*;

b. Le *fond*, qui compose tout le reste de l'iris; la périphérie du fond, ou *cercle*, est quelquefois plus foncée que le fond lui-même.

Pour arriver à une notation sériée, il faut considérer séparément chacun des composants.

C'est l'auréole jaune-orange qui présente les éléments distinctifs les plus nets; on la qualifiera des mots *jaune*, *orange*, *châtain* ou *marron* (2). Si elle est impigmentée, on dira qu'elle est *pâle* ou *bleu violacé*, ou même qu'elle est *invisible*. Quelle que soit sa teinte, on indiquera si l'auréole est peu ou très *étendue*, et si son contour est *net* ou *fondu*, *concentrique*, *dentelé* ou *rayonnant*. Quand l'auréole est rayonnante, les travées qu'elle envoie dans le fond sont appelées *filigranes*.

Quant au fond, il est *azuré*, *ardoisé* ou *intermédiaire*. Cette couleur intermédiaire, qui rappelle la *teinte neutre* des couleurs d'aquarelle, peut être *verdâtre*, et, dans ce dernier cas, il existe toujours des pigments jaunes qui partent de l'auréole. Quelquefois enfin le fond ne se distingue plus de l'auréole : l'œil est *marron pur*.

Pour plus de précision, on peut qualifier chacune de ces nuances de *claire*, *moyenne* ou *foncée*.

(1) Alphonse Bertillon, *Instructions signalétiques*, Paris, 1893.

(2) Le châtain se distingue du marron par une pigmentation moins abondante, plus claire et à mailles moins serrées : il est toujours groupé en cercle autour de la pupille. Le marron a un aspect foncé et velouté.

On évitera, en tout cas, les expressions trop vagues d'yeux *gris* ou *noirs*.

TABLEAU DES INDICATIONS A DONNER SUR LA COULEUR DE L'IRIS.

Auréole	Fondue, Nette, Concentrique, Dentelée, Rayonnante	Impigmentée	Pâle. / Bleu violacé. / Invisible.	
		Pigmentée	Jaune	Clair. / Moyen. / Foncé.
			Orange	*Id.*
			Châtain	*Id.*
			Marron	*Id.*
Fond			Azuré	Clair. / Moyen. / Foncé.
			Intermédiaire ou Verdâtre	*Id.*
			Ardoisé	*Id.*
Fond et auréole			Marron pur	Clair. / Moyen. / Foncé.

2° Forme.

Pour permettre à l'oculiste de transmettre à son correspondant des données sur la conformation d'une orbite étudiée, on a recours à divers procédés.

A. — Signalement de la cavité.

C'est la méthode la plus simple et la moins bonne.

Le médecin doit répondre aux questions suivantes :

a. Quel est l'œil perdu ? — Est-ce le droit ou le gauche ?

b. Depuis combien de temps est-il perdu ?

c. Le globe oculaire est-il atrophié ou a-t-il été extirpé ?

d. Quel est le degré de diminution du globe comparativement au volume de l'œil sain ?

e. La face antérieure du moignon oculaire est-elle aplatie, arrondie ou conique?

f. Bien que la vision soit perdue, existe-t-il encore quelques parties de la cornée transparente?

g. Quelle est la profondeur du sillon oculo-palpébral mesuré derrière la paupière inférieure?

h. Donner la description des complications qui auraient surgi après la perte de l'œil. S'il existait des brides ou adhérences réunissant partiellement les paupières au globe, il faudrait préciser leur étendue ainsi que la position qu'elles occupent.

« Si le fabricant a la précaution de vous envoyer une douzaine de pièces, dit Pansier, vous avez des chances de trouver parmi elles un œil à peu près approprié. » En tout cas, l'une de ces pièces pourra, avec quelques modifications qui devront être indiquées, servir de modèle de forme (1).

Quand il s'agit d'un malade qui a déjà porté un œil artificiel, le mieux pour le médecin est de noter les défauts de la pièce usée qui a été la meilleure.

B. — Modelage.

Les modèles que l'oculiste façonne ou fait façonner devant lui pour les envoyer à l'ocularisle peuvent être faits de matières très diverses : plâtre, bois, cire, pâte de Gilbert, plomb, aluminium ou paraffine.

Haug conseillait de confectionner des modèles en plomb. Ritterich préférait le plâtre :

« On choisit un certain nombre d'yeux, variant des plus petits aux plus gros, des plus bombés aux plus plats, dont on prend l'empreinte en plâtre. Quand le moule est sec, on l'enduit

(1) On arrive même ainsi, à défaut d'un œil qui réponde en tout aux besoins, à composer la commande d'une pièce qui devra, par exemple, posséder la coloration sclérale du modèle A, les dimensions totales du modèle B, en portant l'iris de 1 millimètre en haut, la couleur d'iris de la pièce C avec pupille plus grosse, etc.

d'huile, et on y coule du plâtre : on obtient ainsi la reproduction de l'œil. On vernit ce modèle et on le conserve pour l'usage. On obtient aussi ces modèles en plomb, mais on ne peut aussi facilement modifier leur forme. Ils sont plus lourds que ceux en plâtre, et, lorsqu'ils sont en place, ils pèsent désagréablement sur la paupière inférieure. Ceux en cire ne sont pas à recommander : s'ils sont durs, ils se fendent facilement ; s'ils sont mous, ils sont trop malléables (1). »

Ritterich essayait un de ces modèles, après l'avoir huilé, et le taillait suivant les besoins.

Dujardin (2) faisait un modèle en caoutchouc qu'il retaillait à la lime.

Pansier a recours à un procédé analogue : il se sert, pour faire ses modèles, de plomb ou de gutta-percha ; mais il prend une double empreinte, en creux et en relief, de l'œil artificiel : ses modèles ont la forme de cupules auxquelles il donne l'épaisseur voulue, par une compression plus ou moins forte du moule en relief sur le moule en creux. Si le praticien n'a sous la main ni plomb, ni gutta, il lui conseille de tailler au ciseau un modèle dans une balle de celluloïd ; ces balles sont faites en deux parties qu'on sépare facilement dans l'eau chaude.

C. — Moulage.

Quel qu'il soit, le modelage est insuffisant à renseigner l'ocularíste sur la conformation d'une cavité ; il faut, pour qu'il en ait une idée précise, qu'il en reçoive un moulage.

Nous croyons que le moulage est toujours préférable au modelage et qu'il est inutile, par exemple, de tailler après coup un moulage en paraffine et d'essayer de lui donner la forme d'un œil artificiel. C'est à l'oculariste à adopter pour la pièce la configuration que lui semble exiger telle ou telle disposition d'orbite.

Nous ne croyons pas utile le moulage des paupières et de l'œil

(1) Ritterich, Das kunstliche Auge, Leipzig, 1852. (Traduction de Pansier.)
(2) Dujardin, La prothèse oculaire en province (*Recueil d'ophtalmologie*, 1883).

sain conseillé par Ritterich et Boissonneau : l'opération est très pénible pour le malade et presque inutile à l'oculariste, puisqu'elle ne peut même pas lui indiquer la forme et la position des paupières, l'œil étant ouvert.

Le moulage de l'orbite est seul utile et souvent indispensable pour l'obtention à distance d'une bonne prothèse.

Carron du Villars (1) agissait de la façon suivante :

« On prend 1 once environ de matière plastique composée selon la formule de Straffort ; on la fait fondre au bain-marie ; puis, quand elle est fondue, on la laisse refroidir peu à peu jusqu'au moment où elle est prête à se coaguler : dans cet instant, on fait coucher le patient sur une table, en maintenant la tête sur un plan uniforme ; on saisit chaque paupière par les cils et on verse dans leur anfractuosité la matière plastique. Aussitôt, elle se coagule, et, en y plantant une tête d'épingle ou un petit crochet mousse, on retire l'empreinte fidèle que doit avoir l'œil. Ce moulage n'occasionne aucune douleur, car le malade croit qu'on lui instille de l'eau tiède entre les paupières. »

Klaunig (2) opère un peu différemment, il se sert de plâtre :

« On délaie du plâtre dans de l'eau tiède, et on le verse dans la cavité oculaire, le malade étant couché sur le dos. Au préalable, on a introduit dans l'orbite un fil dont les deux extrémités reposent sur la paupière inférieure. On verse du plâtre de façon à combler la cavité jusqu'au rebord orbitaire. Par-dessus, on met ensuite un petit œil d'émail qui finisse de remplir exactement la cavité. Sur la masse de plâtre, on trace avec la plume ou le crayon le contour de cet œil artificiel. On sort le moulage en s'aidant des fils, et, sur la face antérieure, on fixe avec de la cire l'œil en verre à sa place marquée. On a ainsi un moulage exact de la cavité avec indication de la place où doit se trouver l'iris. Pour obtenir le modèle de l'œil artificiel, il ne reste qu'à arrondir les bords un peu rugueux et à diminuer légèrement le volume de la pièce en raclant sa circonférence. »

(1) Carron du Villars, cité par Pansier, p. 98.

(2) Moritz Klaunig, *Das kunstliche Auge*, Leipzig, 1883 (Traduction de Pansier).

Ces essais furent un moment abandonnés, puis repris par Coppez et Domec.

Coppez a consacré un article (1) fort intéressant à la prothèse oculaire : dans cette étude, il est amené à parler du moulage de la cavité, qu'il pratique, dit-il, de trois façons :

S'il veut obtenir la configuration du plan postérieur de la cavité énucléée, il prend un œil articiel, s'adaptant approximativement à l'orbite étudiée : il le remplit d'une couche de 2 à 3 millimètres de pâte de Gilbert, employée en odontologie, introduit la pièce, munie de la cire et chauffée à l'eau chaude, l'appuie fortement, et obtient ainsi les accidents du fond de l'orbite.

Cette méthode extrêmement simple donne sans doute de bons résultats ; mais, lorsqu'on recourt au moulage de la cavité orbitaire, on est en général loin d'un ocularistc, et l'oculiste a surtout besoin d'obtenir le contour, la profondeur et l'épaisseur des culs-de-sac conjonctivaux et d'envoyer à son correspondant un moulage d'ensemble de l'orbite.

Dans les cas difficiles où des brides cicatricielles traversent le sac conjonctival, où les culs-de-sac sont effacés, Coppez propose l'empreinte obtenue en coulant du plâtre pur. Enfin il préconise, si le moulage n'est pas possible, à cause de rétrécissements trop considérables, de façonner dans la pâte de Gilbert un œil *grosso modo* que l'on introduit dans la cavité et que l'on taille jusqu'à ce qu'il s'adapte à la muqueuse et aux paupières.

Au Congrès de 1902 de la Société française d'ophtalmologie (2), Domec a exposé « un nouveau procédé du moulage de la cavité orbitaire au moyen de la paraffine, en vue de la prothèse oculaire ».

Il opère de la façon suivante (fig. 81) :

Employant la paraffine fondue dans une capsule, au moment

(1) H. Coppez (de Bruxelles), Quelques remarques sur la prothèse oculaire (*Bulletin de la Société belge d'ophtalmologie*, n° 9, novembre 1900, 6A).

(2) Domec (de Dijon), Du moulage de la cavité orbitaire au moyen de la paraffine en vue de la prothèse oculaire (*Société française d'ophtalmologie. Congrès de 1902*).

où, visqueuse, elle adhère encore à la spatule, il la réduit en boule avec la main, dès qu'elle ne colle plus aux doigts.

Il introduit la boule obtenue ainsi dans la cavité orbitaire et la masse au travers des paupières, de la périphérie au centre. Il

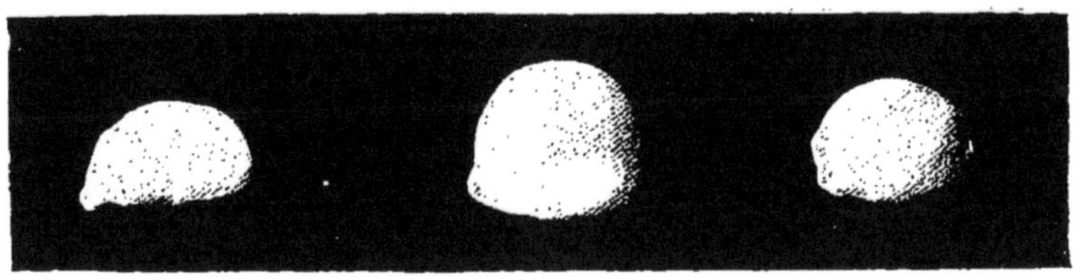

Fig. 81. — Moulages obtenus par le procédé Domec.

applique alors sur la région un tampon de coton qu'il maintient en place pendant un quart d'heure à l'aide d'une bande de crêpe de Velpeau.

Il retire le moule et, à l'aide d'un canif ou d'un grattoir, fait disparaître la crête saillante qui se trouve à sa face antérieure, amincit l'épaisseur des bords aux dépens de la face antérieure, afin de lui donner plus de convexité, puis il creuse la face postérieure en lui donnant la forme d'une cupule. Il remet le moule en place et marque le centre pupillaire.

Les procédés de Carron du Villars, Klaunig, Domec et Coppez ne diffèrent que par la matière employée; ils offrent tous les mêmes imperfections : ils prennent le moulage de la cavité orbitaire ouverte ; ils prennent l'empreinte d'une sphère à laquelle il manquerait une partie de l'hémisphère antérieur. L'opérateur n'a aucune donnée précise sur la quantité de paraffine qu'il doit employer et introduire dans la cavité. Le volume du moulage varie avec la quantité de la paraffine utilisée : la figure 81 représente quelques moulages obtenus chez un même individu par le procédé Domec : il est facile de constater qu'ils sont de volumes très différents. Et pourtant ils ont été faits dans la même séance.

Si le moulage est trop grand, une pièce faite d'après lui ne permettra qu'une occlusion imparfaite des paupières, et, dans ce cas, l'œil artificiel peut être dangereux. S'il est trop petit, la pièce obtenue sera elle-même trop petite, et, pour n'être pas dangereuse, elle n'en sera pas plus esthétique. Ce n'est qu'après une série d'essais qui fatigueront et lasseront le malade et l'oculiste que l'on arrivera à un résultat. Encore ce résultat sera-t-il peu précis.

Le problème consiste donc à donner à la cavité orbitaire une paroi antérieure, cette paroi devant être formée par les paupières.

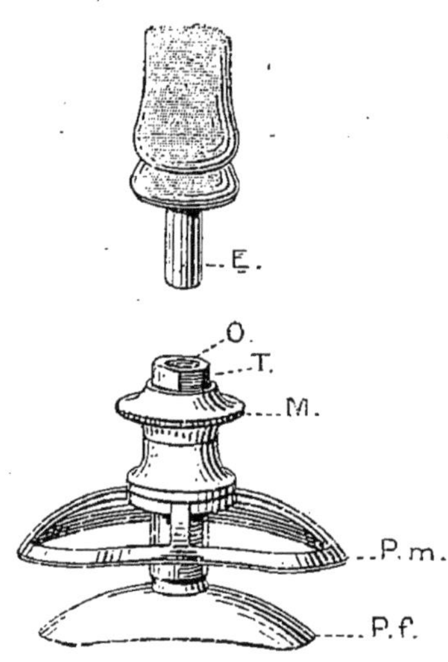

Fig. 82. — Appareil destiné à donner une paroi antérieure à la cavité orbitaire énucléée. Grandeur nature.

P. f, pavillon fixe, plein; P.m, pavillon mobile évidé; M, molette; T, tige triangulaire creuse; O, orifice de la tige; E, embout.

Notre maître, M. le Dr Morax, qui a bien voulu guider nos essais et s'intéresser tout spécialement à nos tentatives, a d'abord essayé d'accoler les paupières à l'aide d'une couche de collodion, appliquée sur une mince épaisseur de ouate hydrophile : le résultat était bon, mais l'opération assez douloureuse. De plus, l'enlèvement des débris de collodion ayant agglutiné les cils était fort laborieux.

Après beaucoup de tâtonnements, sur les données de M. le Dr Morax, nous nous arrêtâmes à l'appareil suivant (fig. 82).

Il se compose essentiellement d'un pavillon plein (P. f) en forme de cupule ellipsoïdale, prise sur une sphère creuse du volume moyen d'un globe oculaire. Ce pavillon est percé d'un orifice sur lequel est soudée, au centre de la face antérieure convexe, une tige triangulaire creuse (T), filetée extérieurement, sur laquelle vient s'embrocher un second pavillon (P. m) un peu plus grand que le premier et évidé, celui-là dans toute sa partie centrale. Les deux pavillons peuvent être maintenus en contact par une petite molette (M) qu'on visse sur la tige creuse. La forme triangulaire de cette tige empêche le déplacement des pavillons l'un par rapport à l'autre, une fois mis en place.

En somme, cet instrument n'est autre qu'une pince hémostatique de Desmarres pouvant saisir à la fois la paupière supérieure et la paupière inférieure et dont la plaque est percée d'un orifice.

Ayant eu l'occasion de voir le Dr A. Terson (de Paris), il nous signala l'intérêt qu'il pouvait y avoir à essayer de remplir le sac conjonctival avec de la paraffine liquide, de façon à obtenir le moulage intégral de la cavité. La paraffine fondue étant certainement la substance qui se prêtait le mieux aux besoins de la manœuvre, nous ne fîmes pas d'autres essais.

La question la plus délicate, celle qui nous arrêta le plus longtemps, fut le procédé à employer pour injecter la paraffine.

Il serait intéressant de rechercher dans ce but la pression existant à l'intérieur de la cavité orbitaire, et nous étudions le moyen de la connaître.

Suivant la pression employée, en effet, on obtient un moulage plus ou moins épais. Mais aussi, suivant la contraction de l'orbiculaire, on arrive à des résultats un peu différents. Il faut donc, d'une part, cocaïner à fond le cul-de-sac pour éviter la contraction de défense ; d'autre part, obtenir une pression constante réalisée par un appareil *ad hoc*.

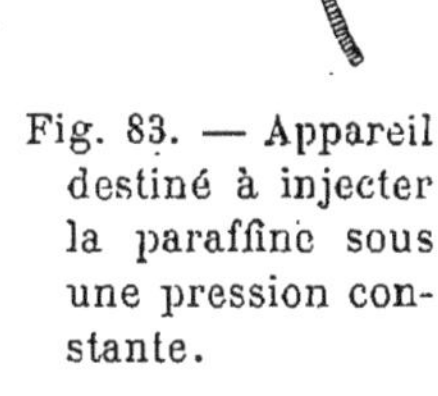

Fig. 83. — Appareil destiné à injecter la paraffine sous une pression constante.

Entre autres essais, la figure 83 donne l'idée d'un entonnoir que nous fîmes faire à cet usage : il est soudé à une tige de verre creuse qui devait mener la paraffine dans la cavité. Tout le système était plongé dans un appareil plus large que le premier, formant manchon autour de l'entonnoir et autour du tube. Une tubulure, placée à la partie inférieure du tube externe, nous permit d'établir un courant chaud d'une solution saturée d'acétate de soude, qui garde fort longtemps une température suffisante pour empêcher la paraffine de se congeler. La cavité remplie, on pouvait hâter la solidification en remplaçant le courant d'eau chaude par un courant d'eau froide.

Malheureusement, si cet appareil avait l'avantage d'injecter la paraffine sous une pression sensiblement constante, il offrait l'inconvénient d'être fort encombrant et d'un maniement difficile. Il n'eût pas été pratique pour beaucoup d'oculistes des départements. Or c'était surtout à ceux-ci qu'il aurait dû servir.

Nous l'avons abandonné pour revenir à l'usage que nous avions primitivement fait d'une simple seringue à corps de pompe en cristal.

Voici comment nous opérons :

Le malade doit être assis, la tête renversée horizontalement en arrière, ou mieux, il doit être étendu, la tête maintenue droite dans le prolongement de l'axe du corps.

La cavité doit être fortement cocaïnée : quatre ou cinq instillations en dix minutes. Après la dernière instillation, il est essentiel d'étancher le liquide à l'aide d'un tampon d'ouate ; sinon, à son niveau, la paraffine ne serait pas en contact direct avec la muqueuse et donnerait un renseignement faux.

L'appareil qui vient de bouillir est mis en place encore chaud. Suivant la longueur de la fente palpébrale, nous employons un modèle plus ou moins grand. On devra choisir un appareil tel que son grand axe horizontal ne tiraille pas les commissures palpébrales.

Le pavillon plein sera introduit sous la paupière supérieure d'abord (fig. 84), sous la paupière inférieure ensuite, et maintenu plus près de l'angle externe que de l'angle interne, de façon à laisser libres l'angle interne et la caroncule.

Ceci fait, le malade fermant doucement les yeux, on adapte et on serre le pavillon évidé sur les paupières (fig. 85), jusqu'à ce qu'elles soient suffisamment prises pour ne plus s'échapper quand on essaie de les écarter. On procède avec autant de délicatesse que si l'on appliquait la pince de Desmarres, pour ne pas déterminer d'écrasement des cartilages tarses.

Pendant ce premier temps, on a eu soin de faire fondre la paraffine et de faire bouillir la seringue et son embout de caoutchouc.

Nous nous servons d'une seringue de 10 centimètres cubes

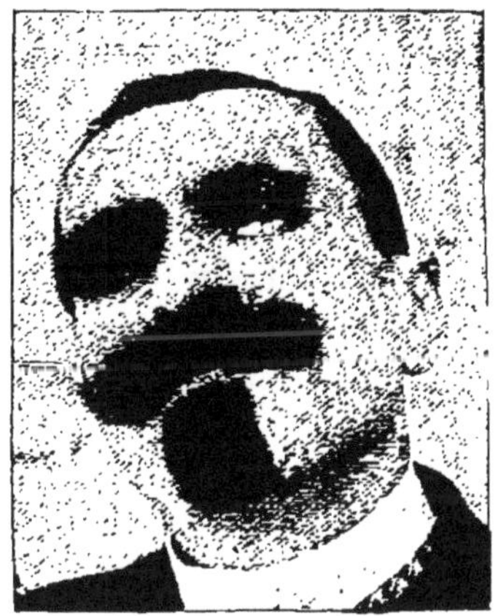

Fig. 84. — Introduction du pavillon plein sous la paupière supérieure.

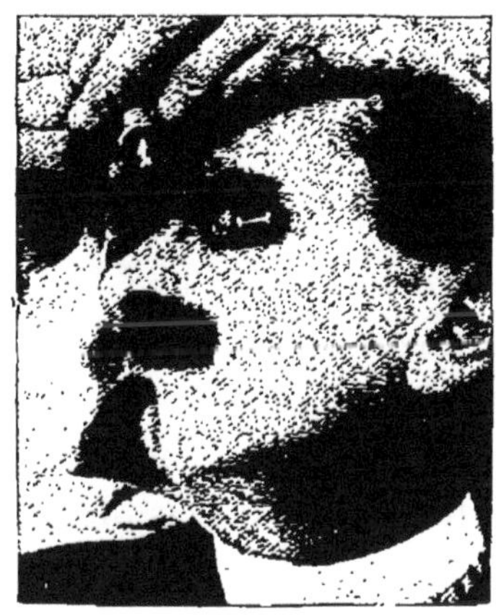

Fig. 85. — L'appareil mis en place.

avec un curseur mobile (fig. 86) et de paraffine fusible à 45° qu'emploient les histologistes et qui est de beaucoup la mieux supportée. La seringue de Panas, ou une seringue

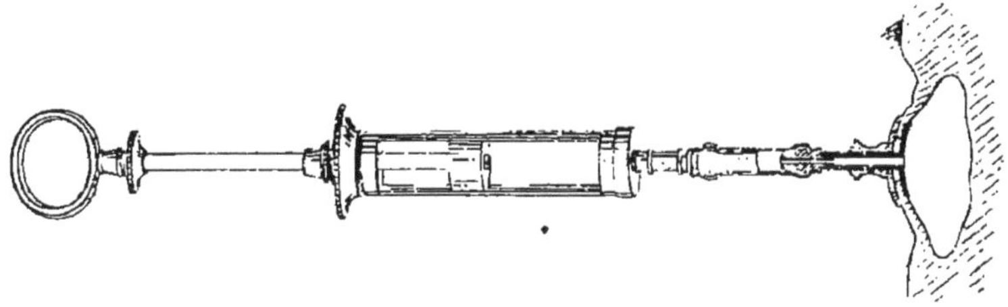

Fig. 86. — Schéma de l'appareil mis en place.

de 5 ou de 10 centimètres cubes quelconque, peut parfaitement servir, le curseur mobile n'étant pas absolument indispensable.

La paraffine une fois fondue, on la laissera refroidir pour ne la prendre dans la seringue, munie de son embout et encore chaude, que lorsque le thermomètre sera descendu à 55 ou à 50°.

On adapte alors l'embout à la tige creuse (fig. 86). Pendant que d'une main on attire l'appareil en avant afin de donner la plus grande longueur possible à l'axe antéro-postérieur de l'orbite, de l'autre, on appuie doucement sur le piston jusqu'à ce qu'une goutte de paraffine vienne perler dans l'angle interne, au devant de la caroncule. On s'arrête alors en laissant tout le système immobile et en lisant le nombre de centimètres cubes introduits.

A ce moment, pour hâter le refroidissement, on peut faire couler doucement de l'eau froide sur l'appareil et sur les paupières. Mais, si le local dans lequel on opère ne permet pas cette immersion, on laisse le refroidissement se faire spontanément. Le moulage est toujours solidifié au bout d'une dizaine de minutes.

On défait alors la vis de serrage, on soulève le pavillon externe et on enlève avec précaution, en commençant par le

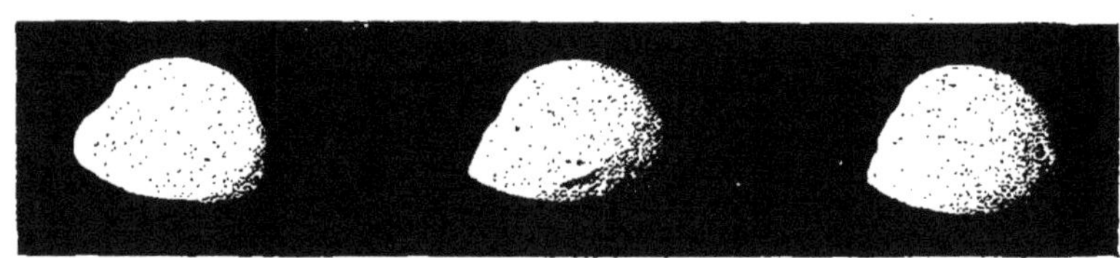

Fig. 87. — Moulages obtenus d'après notre procédé.

dégager du cul-de-sac inférieur, le pavillon interne auquel adhère la paraffine. Pour l'en détacher, une fois l'appareil hors de la cavité, il suffit de chauffer légèrement la tige creuse.

On réintroduit le moule en marquant le centre pupillaire.

Si la chose est possible, on recommence l'opération, en ayant soin de placer le curseur à 1 centimètre cube environ au-dessus du nombre lu dans la première opération, et, cette fois, on pousse le piston plus vite et à fond.

La figure 87 représente trois moulages obtenus par ce procédé, en trois séances différentes. L'œil artificiel (fig. 88) a été fait d'après un de ces moulages.

L'opération n'est pas douloureuse, et tous les malades chez qui nous l'avons pratiquée n'ont eu aucun mouvement de saisissement. Seule, une jeune fille très émotive chez qui nous l'avons tentée a, pendant toute sa durée, fermé fortement les paupières. Le moulage obtenu (fig. 89) donne sans doute le contour et la profondeur des culs-de sac, mais il ne donne pas leur épaisseur, et il serait certainement insuffisant pour faire exécuter à distance un œil artificiel de forme convenable, s'il était la seule donnée existante.

Dans les cas de Critchett, ou autres amputations du segment

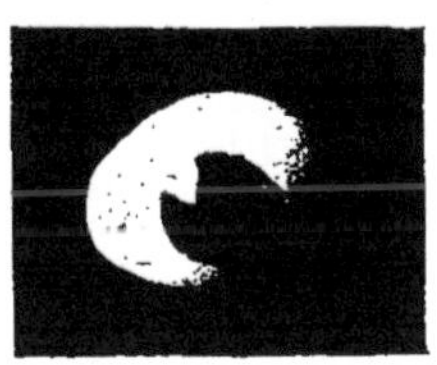

Fig. 88. — Œil artificiel exécuté d'après les moulages de la figure 87.

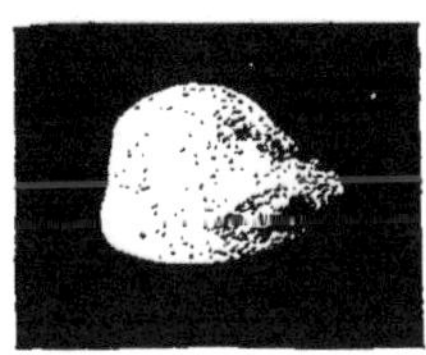

Fig. 89. — Moulage obtenu les paupières étant fortement contractées.

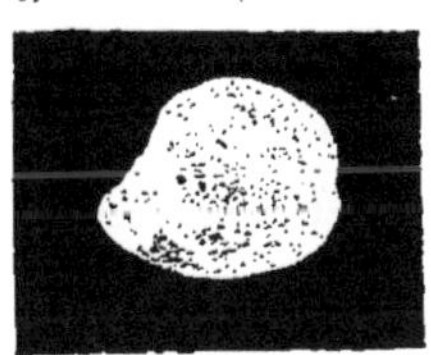

Fig. 90. — Moulage obtenu dans un cas de Critchett

antérieur du globe oculaire, les résultats que l'on obtient sont fort bons, et le moulage donne exactement l'idée de ce que doit être la coque prothétique (fig. 90).

En résumé, ce procédé, absolument indolore, permet d'obtenir une image réelle d'une cavité oculaire saine, et facilite beaucoup l'adaptation à distance.

Dans les cas de forts rétrécissements des culs-de-sac, quand leur profondeur insuffisante ne permet pas de saisir les paupières avec cet instrument, la méthode de Domec reste le procédé de choix.

L'oculiste pourra adresser le moulage à l'ocularistе, qui devra, pour éviter les déformations, le couler en plâtre, et qui trouvera en lui tous les renseignements nécessaires pour établir un œil artificiel qui aura en tout cas cette qualité de ne pas amener de blessure de la conjonctive par excès de volume, accident si fréquent avec des pièces prises au hasard dans des collections assorties ou même faites sur des données empiriques mal interprétées.

Si la pièce faite d'après ces indications avait quelques défauts, l'oculiste, pour les faire corriger, n'aurait qu'à fournir les renseignements suivants :

a. Lorsque la pièce est bien placée, on doit voir ses vaisseaux sanguins aux deux angles de l'œil ; mais si, par un mouvement particulier de la pièce, ils se plaçaient les uns sous la paupière inférieure, les autres sous la paupière supérieure, il serait important de signaler et de préciser ce défaut.

b. Le volume de l'œil artificiel doit toujours être un peu plus petit que celui de l'œil sain ; dans tous les cas aussi, il doit être proportionné à l'étendue de la cavité qui contient la pièce. Ces deux observations ayant été prises en considération, l'œil artificiel semble-t-il être d'un volume convenable ?

c. Les paupières, en se fermant, peuvent-elles le recouvrir complètement ?

d. Si la pièce artificielle occasionne de la gêne, dans quel point se manifeste-t-elle ?

e. L'œil artificiel regarde-t-il parallèlement à l'œil sain ? S'il y avait un strabisme, on indiquerait sa direction (interne, externe, descendante ou ascendante) et on en préciserait les proportions.

f. Remarques particulières.

Toutes les fois que la chose est possible, l'ocualariste doit voir le malade dont il a à s'occuper : il peut ainsi se rendre exactement compte de la cavité qu'il va garnir et des couleurs de l'œil qu'il va imiter.

Mais les ocularistes sont rares et, dans bien des cas, l'importante mission de la prothèse est confiée à un opticien ou à un pharmacien.

L'opticien le plus habile en son métier est le plus souvent incapable de juger si un œil artificiel satisfait aux multiples conditions auxquelles il doit répondre. « Il s'acquitte de sa tâche aussi bien que le lui permet sa connaissance bornée ou son ignorance de la question, c'est-à-dire généralement aussi mal que possible » (Pansier). Ignorante de la propreté chirurgicale, c'est la même main qui, sans être lavée, ajuste un verre de lunette, essaie un œil à un client, puis à un autre ; c'est le même œil artificiel qui, à peine essuyé, porte d'orbite en orbite des germes qui peuvent y développer des accidents graves, et, si ces accidents ne sont pas fréquents, ils n'en sont pas moins à redouter. Le but le plus fréquent du lunetier est de faire une vente avantageuse : il possède des yeux industriels de fabrication défectueuse qu'il achète à des prix dérisoires de bon marché, et dont le défaut constant est d'avoir les bords tranchants, sans préjudice de toutes les autres imperfections qu'ils présentent. Peu lui importe que la pièce soit destinée au côté droit plutôt qu'au gauche, ou qu'elle soit trop volumineuse : le plus souvent, c'est le malade lui-même qui demande à ce qu'on lui place un œil artificiel « aussi gros que l'œil sain ». Il est donc enchanté qu'un opticien lui ait accordé quelque chose que le chirurgien et l'oculariste lui avaient refusé. Au bout de peu de temps, quelques semaines peut-être, la conjonctive est blessée, la suppuration est intense, la cavité se rétrécit, et il faut alors que le chirurgien intervienne de nouveau.

Ce que nous disons de l'opticien en général n'est pas vrai pour tous les lunetiers ; il en est quelques-uns qui savent ce qu'est et ce que doit être la prothèse oculaire ; mais beaucoup d'autres n'en ont aucune notion et vendent des yeux artificiels, comme on débite des verres fumés dans les bazars.

« Les pièces doivent être construites d'après les conseils de médecins instruits » (Marjolin) (1). Quand la prothèse ne peut pas être faite par un oculariste, si elle est confiée à un opticien, le chirurgien doit la surveiller de très près : toutes les fois qu'il le peut, il est encore préférable, pour le bien de son malade, qu'il s'en occupe lui-même.

(1) Marjolin, art. Prothèse, in *Dict. de méd.*, Paris, 1827, t. XVII, p. 536.

« La prothèse oculaire, dit Pansier, n'est pas indigne du praticien et mérite d'attirer son attention. S'il ne la fait pas lui-même, il doit au moins la vérifier et ne tolérer l'usage de l'œil artificiel que lorsqu'il sera assuré de sa parfaite adaptation et de sa tolérance. »

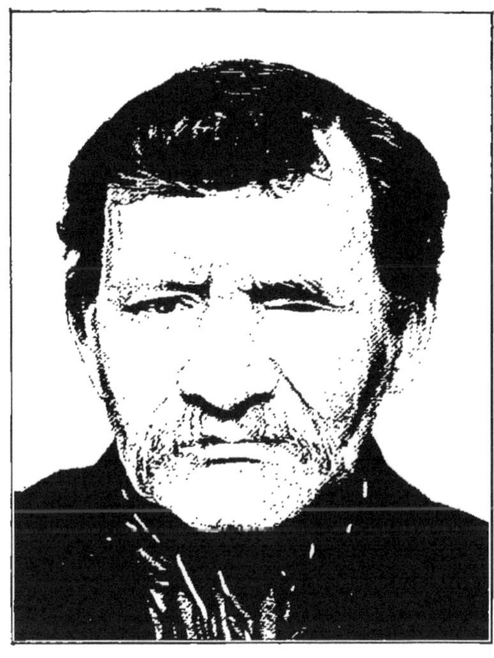

Fig. 41.
Énucléation de l'œil gauche.

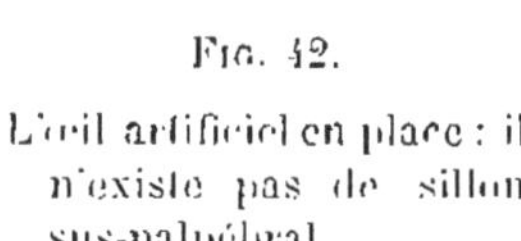

Fig. 42.
L'œil artificiel en place : il n'existe pas de sillon sus-palpébral.

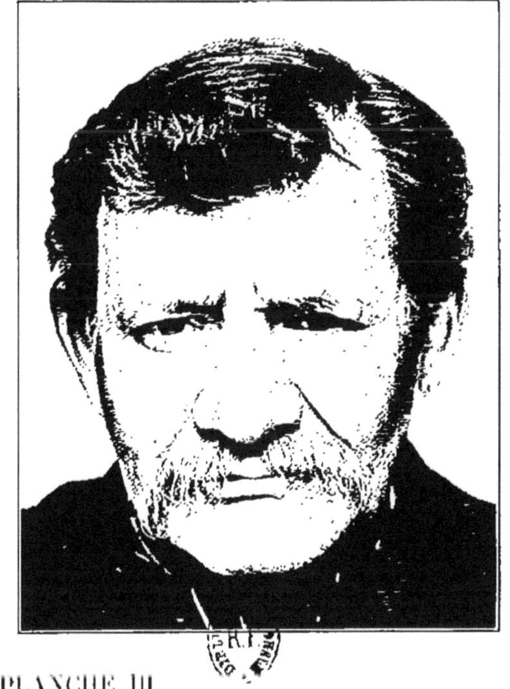

PLANCHE III

ÉNUCLÉATION. CAS FAVORABLE (ADIPOSE DES PAUPIÈRES)

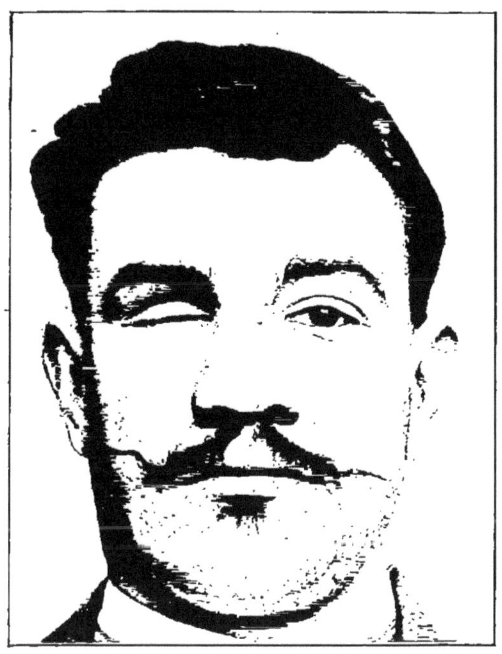

FIG. 43.
Exentération simple
de l'œil droit.

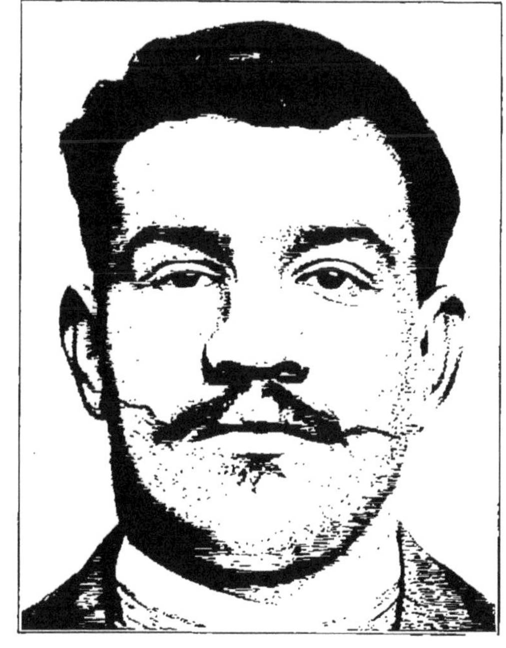

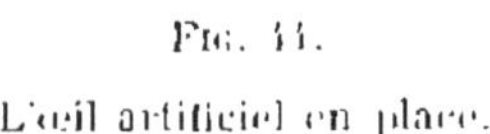

FIG. 44.
L'œil artificiel en place.

PLANCHE IV

APPLICATION D'UN ŒIL ARTIFICIEL DANS UN CAS D'EXENTÉRATION SIMPLE

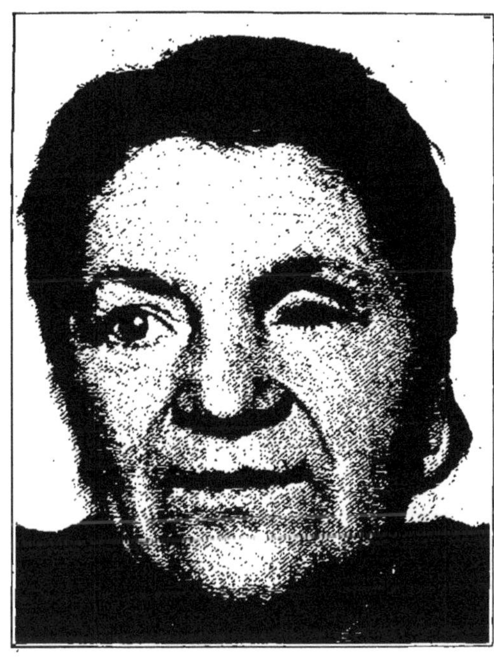

Fig. 45.
Exentération ignée de l'œil gauche.

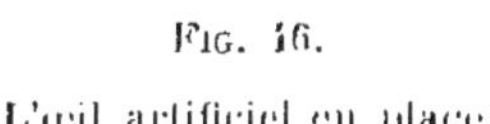

Fig. 46.
L'œil artificiel en place.

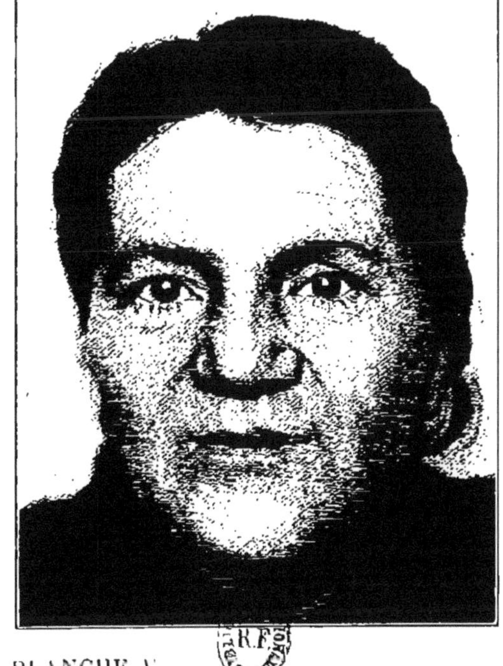

PLANCHE V

APPLICATION D'UN ŒIL ARTIFICIEL DANS UN CAS D'EXENTÉRATION IGNÉE FAITE D'APRÈS LA MÉTHODE DE M. LE PROFESSEUR DE LAPERSONNE

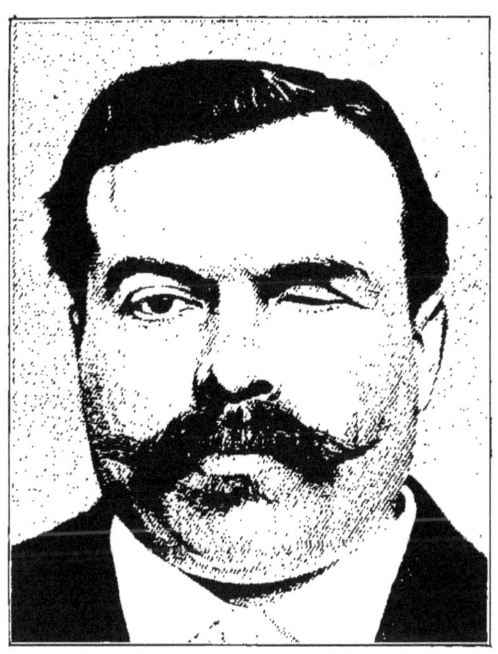

FIG. 47.
Amputation rétrociliaire de l'œil gauche.

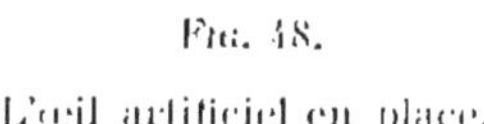

FIG. 48.
L'œil artificiel en place.

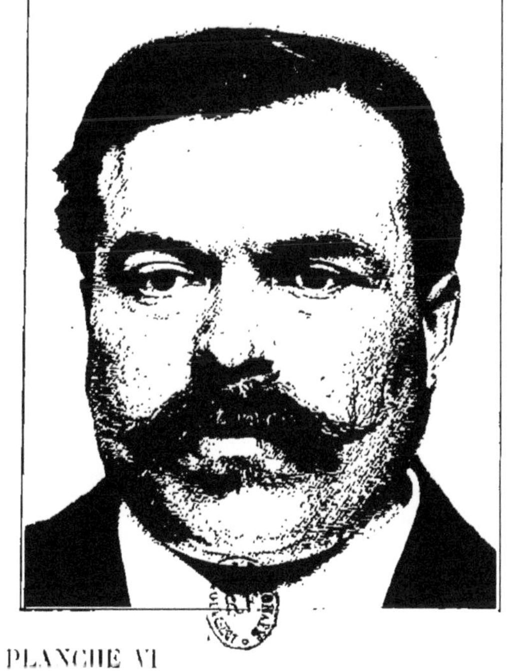

PLANCHE VI

APPLICATION D'UN ŒIL ARTIFICIEL DANS UN CAS D'AMPUTATION RÉTROCILIAIRE PRÉMUSCULAIRE DU GLOBE, FAITE D'APRÈS LE PROCÉDÉ DE ROCHON-DUVIGNEAUD

TROISIÈME PARTIE

PORT DE L'ŒIL ARTIFICIEL

Chapitre IX. — USAGE DE L'OEIL ARTIFICIEL.

Chapitre X. — INCONVÉNIENTS DE L'ŒIL ARTIFICIEL.

Chapitre XI. — RETRÉCISSEMENTS DE LA CAVITÉ OCULAIRE. RÉFECTION DES CULS-DE-SAC.

CHAPITRE IX

USAGE DE L'ŒIL ARTIFICIEL

SOMMAIRE. — L'introduction de la pièce doit être faite suivant une méthode correcte, et l'on doit s'entourer de précautions appropriées, d'une part contre le bris de l'émail, d'autre part contre l'infection de la cavité.

Il en est de même de l'extraction.

Sauf raisons toutes particulières, l'œil artificiel doit être retiré pendant le sommeil, lavé et séché.

Des verres heureusement choisis, différents pour les deux yeux, légèrement teintés, augmentent le bon effet esthétique.

Un œil artificiel dure environ un an, généralement moins, d'autant moins qu'il est plus porté chaque jour, que les larmes ont plus d'activité chimique. A usure égale, il est différemment supporté; son intolérance est causée par le dépoli de sa surface et, quand il est mal entretenu, par des incrustations de sédiments lacrymaux. Ces dégradations provoquent des phénomènes douloureux et irritatifs et parfois l'expulsion de la coque.

1° Introduction de la pièce.

Les personnes sur lesquelles on va faire l'application d'un œil artificiel pour la première fois appréhendent presque toutes une douleur ou une gêne désagréable. Comme rien de semblable n'est à redouter, on ne saurait trop les rassurer et leur éviter des craintes inutiles, quitte au besoin à cocaïner au préalable la cavité.

Pour l'extraction, comme pour l'introduction, le médecin se tiendra au devant et à la droite de son malade.

La fragilité de l'émail nécessite quelques précautions. Avant de procéder à son introduction ou à son extraction, on fera pencher la tête du malade au-dessus d'une table garnie d'une serviette pliée en plusieurs doubles. Quand le sujet procédera lui-même à ces manœuvres, il se placera au-dessus de son lit.

Après s'être soigneusement lavé les mains, on repère l'orientation de la coque et on la saisit de façon à pouvoir introduire d'abord son bord supérieur. On remarquera donc, sur la surface convexe, à droite et à gauche de la cornée, des faisceaux de vaisseaux sanguins opposés diamétralement l'un à l'autre, qui indiquent le diamètre horizontal; l'extrémité nasale est plus courte que l'extrémité temporale. Enfin l'encoche destinée à éviter la compression du nerf nasal externe doit se trouver en haut et en dedans.

Ceci étant bien reconnu, on saisit l'œil dans le sens de son grand diamètre, entre le pouce et l'index de la main droite, de telle sorte que l'index soit placé sur l'extrémité nasale de la pièce, s'il s'agit d'un œil droit et au contraire le pouce, s'il s'agit d'un œil gauche : à ce moment, pour faciliter le glissement, on peut, si on le juge bon, mouiller légèrement la surface d'émail.

La main gauche est appliquée sur le front, et le pouce de cette main dirigé en bas soulève la paupière supérieure.

Le malade regardant en bas, on introduit l'œil artificiel sous cette paupière (Planche XIX, fig. 93) et on l'y maintient avec le pouce.

Le malade portant alors le regard en haut, la main droite abandonne la pièce, puis abaisse la paupière inférieure (Planche XIX, fig. 94), derrière laquelle va se loger le bord correspondant.

L'introduction est complète : les deux paupières recouvrent la pièce et la maintiennent en place.

C'est toujours la main gauche qui soulève la paupière supé rieure et la main droite qui introduit la pièce, qu'il s'agisse de l'œil droit ou de l'œil gauche.

Si c'est un médecin qui se charge de la première introduction, comme il faut qu'il y réussisse facilement, malgré l'indocilité que l'on rencontre chez quelques malades, voici comment il s'y prendra :

Le malade étant assis, le médecin se place debout derrière son épaule droite : la tête est maintenue en l'appuyant contre la poitrine à l'aide du bras gauche, puis les mains restées libres exécutent la manœuvre que nous venons de décrire. — On conserve la même position, qu'il s'agisse de l'introduction ou de l'extraction, et, dans l'un comme dans l'autre cas, un aide est inutile, la tête du malade étant solidement maintenue.

Quand il s'agit d'un enfant en bas âge, il sera maintenu par la personne qui l'amène, qui, lui plaçant le dos sur ses genoux, lui maintient les pieds sous un de ses bras ; les mains libres immobilisent celles du petit patient. Sa tête repose entre les genoux de l'opérateur, qui procède comme nous venons de dire.

2° Extraction de la pièce.

Quelques personnes, pour retirer leur pièce, la saisissent avec les doigts et l'attirent au dehors, ou bien encore appuient de bas en haut sur la paupière inférieure, de façon à luxer la pièce au-dessus d'elle. Si ces moyens étaient praticables pour tous, comme ils sont les plus simples, ils seraient les meilleurs. Mais le plus souvent, la pièce artificielle est assez solidement enchâssée sous les paupières pour qu'il soit nécessaire de s'aider d'un instrument agissant comme levier pour l'en faire sortir : c'est une épingle à tête ronde de moyenne grosseur ; c'est un crochet à strabisme, ou mieux un crochet plus petit, plus fin, plus fermé et mousse à son extrémité, une épingle à cheveux, ou un fil d'argent en forme de raquette, etc. (fig. 91), en somme, une tige mousse quelconque. Nous avons vu quelques personnes se servir d'une allumette, d'un cure-dent ou simplement de l'ongle de l'index ou du cinquième doigt; mais ces derniers procédés doivent être déconseillés : ils laissent trop à désirer au point de vue de l'asepsie.

Voici comment on opère :

La main droite étant munie d'une épingle ou d'un crochet, un des doigts de la main gauche abaisse la paupière inférieure pendant que le malade regarde en l'air. — On introduit la tête de l'épingle derrière cette paupière, en l'enfonçant jusqu'à ce qu'elle soit passée sous le bord inférieur de la pièce (Planche XX, fig. 95). A ce moment, qui est indiqué par un petit bruit d'échappement produit par la tête de l'épingle lorsqu'elle franchit le bord de l'œil artificiel, on imprime à l'épingle un mouvement de bascule d'arrière en avant, de manière à faire passer la pièce par-dessus la paupière inférieure. Le malade regardant en bas, la pièce s'échappe alors (Planche XX, fig. 96) et tombe, soit dans la main que l'on présente pour la recevoir, soit sur une table garnie d'un linge, soit sur un lit.

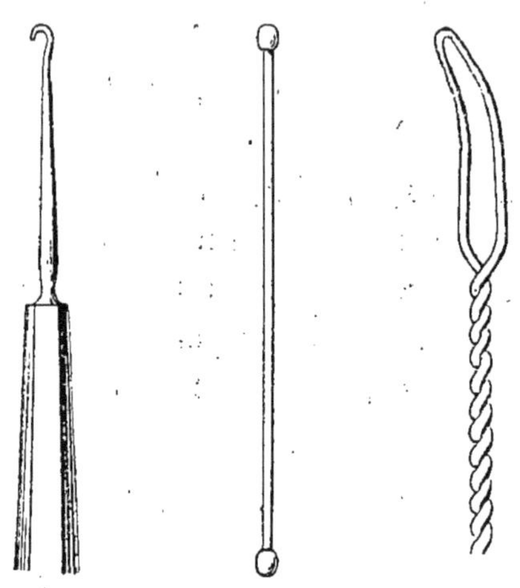

Fig. 91. — Différents instruments destinés à l'extraction de l'œil artificiel.

Pour faciliter cette extraction chez les enfants, l'ocularise peut, comme le faisait Boissonneau, pratiquer un orifice à la partie inféro-interne de l'œil artificiel et y passer une anse de soie (fig. 92), qui, pendant sur la joue de l'enfant ou fixée à elle par un petit emplâtre (Ritterich), permet d'extraire la pièce avec la plus grande facilité.

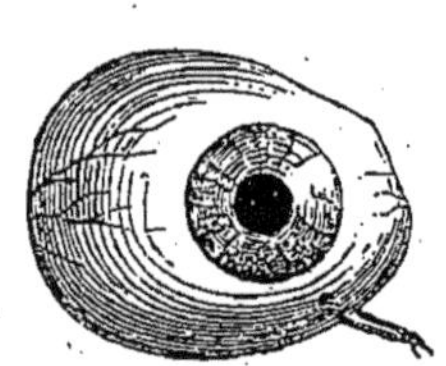

Fig. 92. — Pièce munie d'un fil qui permet l'extraction facile chez les enfants.

Quand c'est le patient lui-même qui met et qui enlève son œil artificiel, la manœuvre est la même ; mais le médecin ne doit lui confier sa pièce qu'après s'être assuré que l'intéressé sait la mettre et l'enlever. Nous avons vu des malades incapables de retirer leur pièce eux-mêmes, la conserver assez longtemps pour la laisser provoquer des troubles graves.

Par contre, l'expérience qu'acquiert en général le sujet le

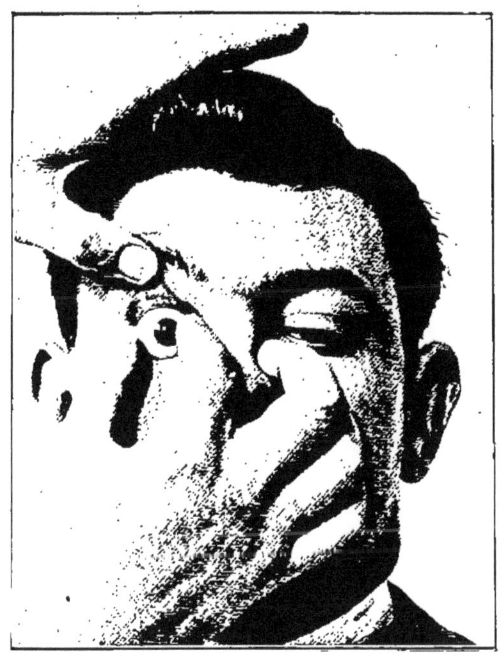

Fig. 93.

Premier temps : le regard est dirigé en bas ; le bord supérieur de la pièce est engagé sous la paupière supérieure.

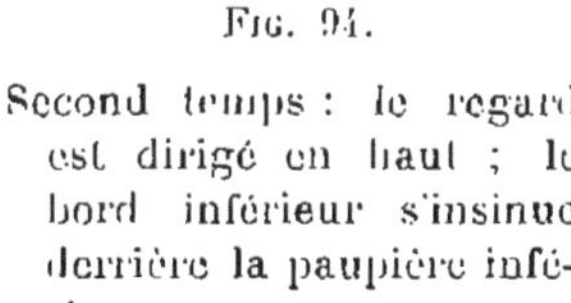

Fig. 94.

Second temps : le regard est dirigé en haut ; le bord inférieur s'insinue derrière la paupière inférieure.

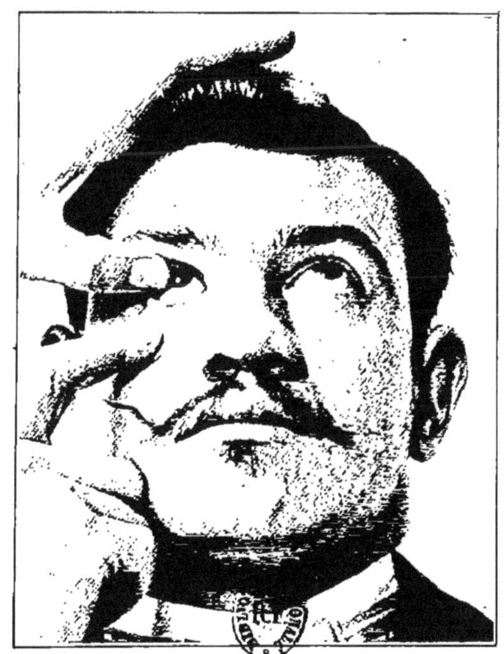

PLANCHE XIX

INTRODUCTION DE L'ŒIL ARTIFICIEL

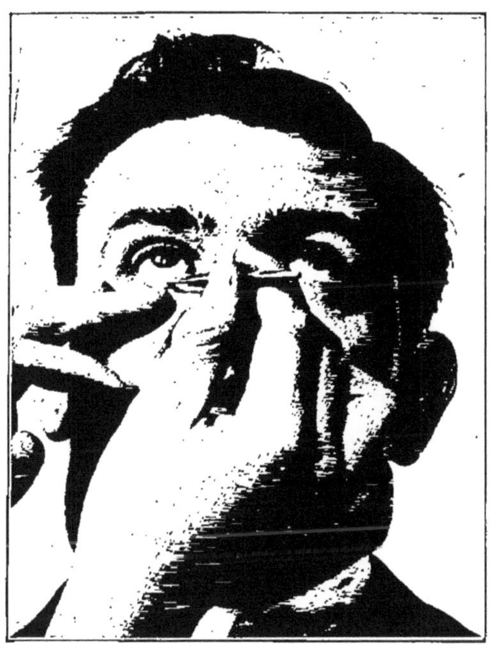

FIG. 95.

Premier temps : le regard est dirigé en haut. La paupière inférieure est abaissée, le crochet est passé sous le bord inférieur de la pièce.

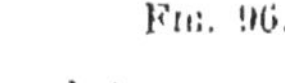

FIG. 96.

Second temps : le regard est dirigé en bas ; la pièce artificielle se dégage de la paupière supérieure.

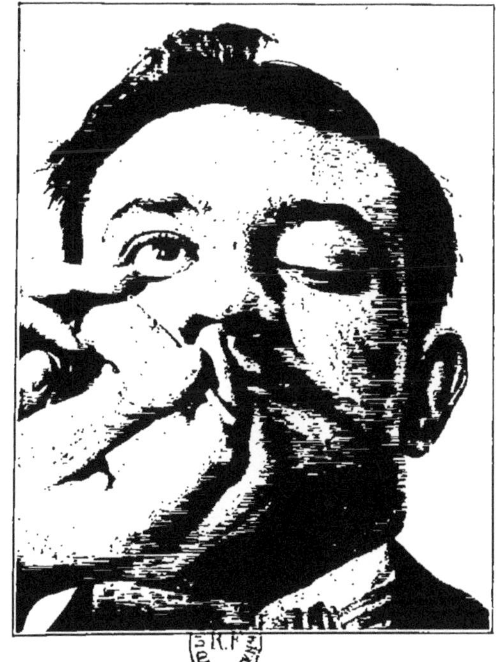

PLANCHE XX

EXTRACTION DE L'ŒIL ARTIFICIEL

dispense de toute précaution : « Il arrive à mettre et à ôter son œil en quelque lieu qu'il se trouve aussi promptement que s'il s'agissait d'une paire de lunettes » (Coulomb-Boissonneau) (1).

3° Soins à donner à l'œil artificiel.

L'œil artificiel, mis le matin, doit être retiré le soir. Il n'y aurait cependant pas un grave inconvénient à le garder pendant une nuit ou deux, mais ce doit être une exception : nous connaissons deux personnes qui ne quittent jamais leur pièce, même pas pour pratiquer des lavages de la conjonctive ; il n'existe de ce côté aucune réaction, ni aucune sécrétion muco-purulente ; mais l'usure de l'émail est plus rapide et exige un renouvellement plus fréquent (tous les deux ou trois mois). Mais, hâtons-nous de le dire, ce sont là deux cas isolés qui ne sauraient en tous cas être imités impunément, et il est toujours bon de renseigner le patient sur les risques qu'il court, en gardant constamment sa pièce. Deval (2) raconte qu'il a pratiqué chez une femme l'ablation d'un œil *de pacotille*, qui séjournait dans l'orbite depuis trois années, le marchand ayant omis d'indiquer que l'émail devait être retiré de temps à autre. Dépolie, rugueuse et garnie postérieurement de concrétions calcaires, cette pièce était devenue la cause de désordres inflammatoires.

La pièce artificielle doit être entretenue dans un état de parfaite propreté : on la lavera soigneusement à l'eau boriquée ou à l'eau bouillie aussitôt après l'avoir ôtée ; on l'essuiera avec un linge fin, et on la mettra à l'abri de la poussière. Il ne faut pas la laisser la nuit dans l'eau, comme on le fait couramment : les eaux sont toujours plus ou moins calcaires et les concrétions et sédiments qui se déposent sur les pièces qu'on y laisse séjourner en altèrent le poli, les usent plus vite et abrègent leur durée.

(1) Coulomb-Boissonneau, De la perte de l'œil et du moyen de faire disparaître cette difformité. Paris, 1859.

(2) Deval, *Traité des maladies des yeux*. Paris, 1862, p. 1036.

Si l'oculiste soupçonne une contamination quelconque, il pourra très bien faire bouillir la pièce, en ayant soin cependant de la mettre dans l'eau froide et d'en élever doucement la température.

Ritterich conseille d'enduire l'émail d'une mince couche d'huile ou de vaseline; si ce moyen est nuisible pour une pièce neuve qu'il altère plus vite, il peut aider à supporter quelque temps une pièce usée en lui donnant un poli factice.

Toutes les fois qu'on enlève ou qu'on met la pièce, on devra se laver soigneusement les mains. Cette recommandation peut sembler excessive, mais nous savons qu'elle n'est pas absolument inutile : le défaut de cette précaution est quelquefois la cause d'accidents graves : Marton (1) cite le cas d'un malade qui, atteint d'urétrite et ayant subi l'énucléation d'un œil, s'inocula l'ophtalmie blennorragique par l'intermédaire de l'œil artificiel. Wurdermann (2) a vu un malade infecté de la même façon, avec cette aggravation que l'ophtalmie transmise par la pièce passa de l'œil énucléé à l'œil sain, qui fut perdu.

Enfin on devra faire bouillir souvent l'instrument servant à enlever la pièce.

Il est utile de posséder plusieurs coques de rechange, surtout quand on habite loin d'un centre ocularistique; on prévoit facilement l'embarras dans lequel on se trouverait, en cas d'accident, en attendant la confection d'un nouvel œil. Les personnes soucieuses du détail dans l'imitation de l'œil sain pourront en avoir où les pupilles seront de diamètres divers, qu'elles emploieront tour à tour suivant les variations de la pupille naturelle.

Enfin les sujets très attentifs arrivent à régler les mouvements de leur œil normal de façon à ce qu'ils dépassent peu dans les différentes directions ceux de leur œil artificiel. Ils tournent la tête quand ils arrivent aux points extrêmes de cette excursion.

Le port d'un lorgnon armé de verres choisis à propos est encore un bon moyen d'appareiller les deux orbites.

(1) MARTON, *Ophtal. Record*, juillet 1892.
(2) WURDERMANN, *Ophtal. Record*, août 1892.

Quand le bon œil est emmétrope, il demande un verre plan, et l'expérience prouve qu'il faut mettre, pour tromper au mieux sur le relief, un verre de — 1 ou — 2 dioptries devant l'autre (1).

Quand l'œil qui voit est amétrope, qu'il s'agisse de myopie ou d'hypermétropie, le verre placé devant l'œil artificiel doit être *un peu moins réfringent* que celui de l'œil sain, sans qu'on puisse d'ailleurs, autrement que par essais, savoir la valeur de la différence qu'il convient d'adopter dans les deux verres.

Une légère teinte fumée (n° 01 par exemple), donnée à ces verres, concourt encore à améliorer l'effet produit.

Le pince-nez a encore une autre utilité : le bord des verres, montés ou non sur drageoires, aide le patient à trouver la limite d'excursion de son regard.

A part quelques rares exceptions, nous ne sommes pas partisan du monocle, qui attire toujours sur l'œil qui le porte l'attention de l'observateur.

Un dernier conseil est bon à donner aux porteurs d'yeux artificiels, pour éviter un déplacement quelquefois possible : ils doivent prendre l'habitude d'essuyer le bord des paupières, quand le besoin s'en fait sentir, en allant de l'angle temporal à l'angle nasal.

4° Durée. — Usure.

La durée d'un œil artificiel n'est pas indéfinie : dans les meilleures conditions, *le maximum de durée ne dépasse pas une année* (2).

Les mouvements que l'œil artificiel exécute sans cesse, le frottement des paupières, ainsi que l'action chimique des larmes

(1) Nous ne sommes pas sur ce point de l'avis de Mac Hardy, qui recommande de porter du côté énucléé un verre de 3 dioptries plus fort que celui de l'œil normal (Mac Hardy, Méthode pour diminuer l'apparence désagréable des yeux artificiels, *Opht. Soc.*, 3 mai 1888).

(2) Quoique Nysten ait écrit (article Œil artificiel de son *Dictionnaire de médecine*) que les yeux artificiels pouvaient être portés dix-huit mois, il semble bien qu'autrefois leur durée n'excédait pas trois ou quatre mois (Mackenzie, Warton, Roquetta, Tavignol, Desjardin, Hazard-Mirault, Tungken).

sur l'émail finissent par altérer son poli : sa surface devient terne et rugueuse.

Le plus souvent, cette usure est appréciable à l'œil ou au doigt, mais, quand elle n'est pas manifeste et que, cependant, on pense que les troubles qu'on constate lui sont imputables, il existe un excellent moyen de s'en assurer : on promène à sa surface un crayon de graphite tendre : sur une pièce en bon état, il ne laisse aucune trace; sur un œil trop porté, il noircit tous les endroits qui sont dépolis.

L'occlusion incomplète des paupières provoque une inégalité dans l'usure de l'émail. Une marge, correspondant à la fente palpébrale, garde le poli que le frottement des paupières détruit au-dessus et au-dessous d'elle.

L'usure est plus ou moins rapide; elle est augmentée par la plus grande activité chimique des larmes de certains sujets et par la durée quotidienne du port de la pièce. Ces facteurs font varier sa durée dans des proportions assez considérables.

Le même degré d'usure est différemment toléré, et certaines conjonctives particulièrement sensibles font rejeter des yeux qui sont supportés sans inconvénient par d'autres sujets.

Enfin nous devons ajouter que l'œil s'use plus vite dans les cas d'énucléation que dans les cas où il est appliqué sur un gros moignon.

Le plus souvent, les malades apportent peu d'attention à changer leur œil artificiel quand il est usé. Sans se préoccuper de l'aspect dépoli que prend l'émail, quand ils l'ont porté trop longtemps, ils analysent mal les troubles qui surviennent ; ils disent : « Mon œil est devenu trop gros ; il regarde trop haut ; on voit trop de blanc entre l'iris et la paupière inférieure. » C'est en effet le cul-de-sac inférieur qui, sous l'action du poids de la pièce, est blessé le premier : la conjonctivite s'ulcère, s'hypertrophie et porte le regard en haut. Nous avons vu des malades chez qui le cul-de-sac était tout à fait effacé à la suite du port d'un œil artificiel trop usé et qui portaient leur pièce sur la joue, comme un monocle. Dans ce cas-là, le patient se plaint quelquefois que sa pièce est « devenue » trop petite et ne tient plus dans l'orbite, Aussi l'ocularriste ne doit-il pas se laisser impressionner par les renseignements de cet ordre que lui transmet un client en même temps qu'il lui adresse un œil usé. Il doit penser à la possibilité d'une mauvaise interprétation des symptômes et exiger un supplément d'information.

CHAPITRE X

INCONVÉNIENTS DE L'ŒIL ARTIFICIEL

SOMMAIRE. — La présence de l'œil artificiel laisse évidemment l'appareil lacrymal et la conjonctive accessibles aux infections. Quand il est en bon état et bien adapté, il n'entre pour rien dans l'étiologie de ces affections, et le traitement d'usage suffit.

Les défauts et l'usure au contraire peuvent être la cause primitive et capitale qui préside à l'installation d'un larmoiement ou d'une conjonctivite. Le traitement consiste, en première ligne, dans la suppression de la cause, c'est-à-dire dans le remplacement immédiat de la pièce altérée. Sans cette mesure, les autres moyens sont insuffisants.

L'aggravation et le passage à la chronicité de ces troubles de la muqueuse amènent successivement une prolifération (bourgeons), puis une rétraction cicatricielle (brides), dont les conséquences sont l'ectropion palpébral et la diminution de la capacité orbitaire.

« Les inconvénients que l'on a attribués aux yeux artificiels ont été très exagérés, et, aujourd'hui que l'art est arrivé à un si haut degré de perfection, on peut dire qu'ils sont tout à fait nuls. Les accidents, légers d'ailleurs, que l'on rencontre de temps en temps, s'expliquent très bien par leur usage irrationnel. Par conséquent rien n'est plus facile que de les éviter » (1) (Tavignot).

Le port d'un œil artificiel est en général supporté avec la plus grande facilité, s'il est bien adapté à la cavité qui doit le contenir ; si cette cavité elle-même est tapissée d'une conjonctive saine, l'œil artificiel est toléré sans aucune gêne et sans aucun inconvénient.

Mais si ces conditions ne sont pas remplies par la pièce ou par

(1) TAVIGNOT, *Journal des connaissances médico-chirurgicales*. L'œil artificiel. 1er février 1851.

la cavité, il s'ensuit une série d'inconvénients que nous allons étudier.

1° Larmoiement.

Le larmoiement qui accompagne l'usage d'un œil artificiel peut être dû à une obstruction du conduit lacrymal, sans parler des cas où la région est intéressée par le traumatisme qui a fait perdre l'œil. La pathologie de cet appareil reste la même après la prothèse et est justiciable des mêmes traitements.

Tous les défauts de fabrication (excès de volume, aspérités, bords tranchants), l'usure de la pièce peuvent être incriminés dans la pathogénie de ce larmoiement. Cet épiphora, d'abord simple, se complique bientôt de l'infection de la muqueuse.

2° Conjonctivite.

Le rôle de la pièce dans l'apparition et l'évolution d'une conjonctivite n'est pas nécessairement *primitif* : la conjonctive possède sa flore microbienne et reste, comme celle de l'œil sain, accessible à toutes les inoculations. Quand la présence de l'émail n'est pour rien dans l'étiologie de cette conjonctivite, le traitement médical habituel garde tout son pouvoir, et nous n'avons pas à insister.

Mais ce qui est bien plus intéressant pour nous, ce sont les cas où la porte est ouverte à l'infection par les irritations répétées, prolongées, incessantes, d'une coque défectueuse ou usée. Ici la conjonctivite reconnaît pour cause *primitive* l'action nocive de l'œil artificiel.

Le diagnostic n'appartient pas à la bactériologie et les recherches que nous avons faites à ce sujet avec le Dr Poulard le prouvent suffisamment : ces conjonctivites n'ont rien de spécifique, et nous ne pouvons signaler, comme fait intéressant, que la présence constante du microbe banal de la suppuration, le staphylocoque, ce qui vient encore à l'appui de notre opinion.

Ce qui confirme péremptoirement l'action pathogénique de l'œil artificiel, c'est l'incurabilité de ces conjonctivites par tous les moyens, quand ils ne sont pas précédés de l'abandon de la pièce altérée. Cette précaution suffit quelquefois à elle seule à faire disparaître les accidents. La contre-épreuve le vérifie encore davantage : quand, après avoir suspendu le port de la prothèse, afin d'obtenir par un traitement médical la cessation des troubles, le malade commet l'imprudence d'insérer à nouveau sous ses paupières l'œil coupable, on peut constater le réveil du processus pathologique.

3° Ectropion.

Quand un œil défectueux ou usé continue à être porté, la conjonctivite peut prendre une forme chronique ; le cul-de-sac inférieur se couvre de petites granulations, il s'infiltre, s'épaissit, s'efface peu à peu, et il arrive un moment où il expulse le bord inférieur de la pièce.

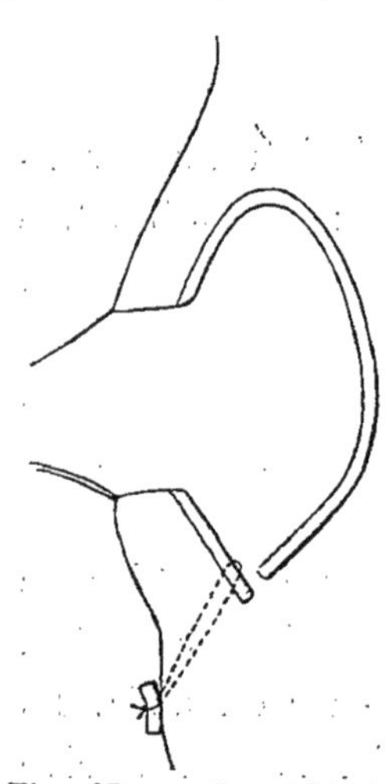

Fig. 97. — Procédé de M. le prof. De Lapersonne pour approfondir le cul-de-sac inférieur ectropionné.

Cet ectropion devient un obstacle grave à la prothèse ; s'il n'est pas très prononcé, l'oculariste peut, à l'aide de certains artifices, lui faire admettre une pièce dont le bord inférieur a été en partie supprimé et muni d'une patte mousse (Planche XXI).

Mais, si le cul-de-sac a disparu entièrement et dans toute son étendue, il est remplacé par un plan incliné déversant en avant, sur lequel glisse la coque.

Une intervention chirurgicale devient nécessaire. On peut placer dans le fond du cul-de-sac une anse de Snellen, qui vient s'attacher sur la joue, ou, comme le fait M. le Professeur De Lapersonne, sectionner d'abord la conjonctive à 5 millimètres en arrière du bord ciliaire, d'un canthus à l'autre, et fixer l'anse sur le lambeau antérieur (fig. 97).

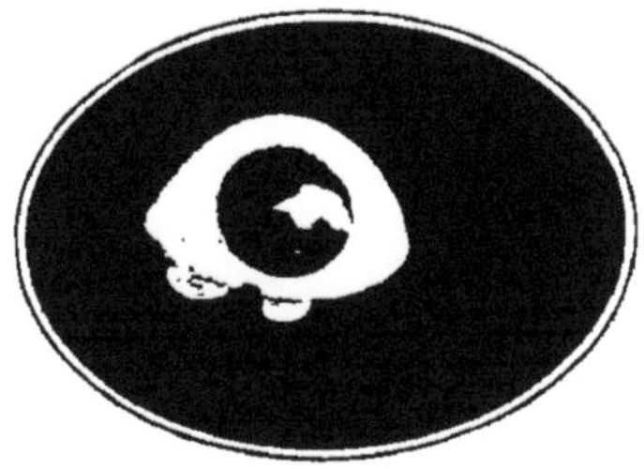

Fig. 98. — L'œil artificiel vu de face.

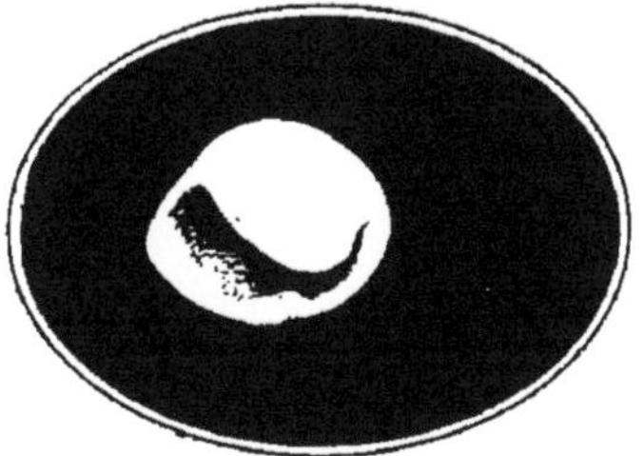

Fig. 99. — Partie postérieure de la pièce.

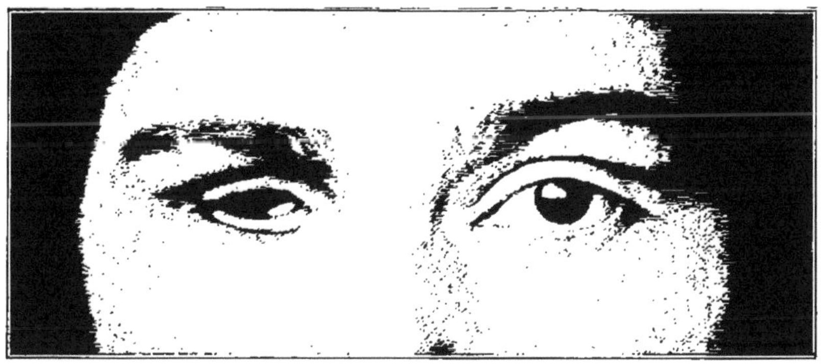

Fig. 100. — L'œil droit avant l'application de l'œil artificiel.

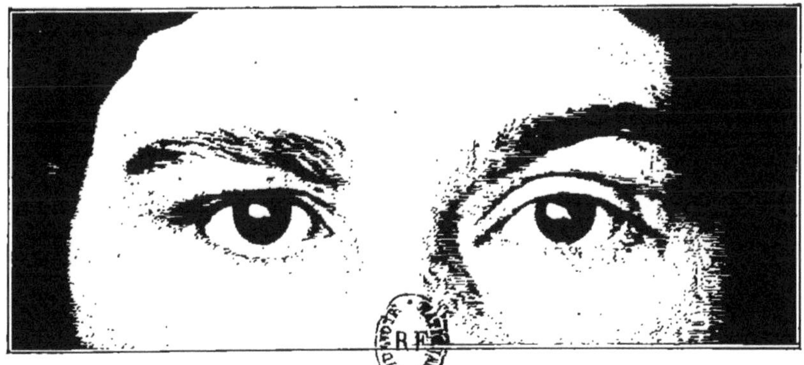

Fig. 101. — L'œil artificiel en place (photographié après seize années d'usage).

PLANCHE XXI

APPLICATION D'UN OEIL ARTIFICIEL DANS UN CAS D'ATROPHIE COMPLETE DU GLOBE OCULAIRE ACCOMPAGNÉE D'ECTROPION DE LA PAUPIERE INFÉRIEURE

4° Bourgeons.

On voit souvent se former, dans la cavité oculaire, des bourgeons communément appelés *bourgeons charnus*, mais nous verrons que cette dénomination est incomplète en nombre de cas.

On reconnaît deux étiologies différentes au développement de ces bourgeons.

1° Les uns apparaissent après l'énucléation, quand la conjonctive a repris son aspect normal; ils siègent au niveau, où la muqueuse absente laisse à nu le tissu sous-jacent, et s'observent surtout lorsqu'il n'y a pas eu de suture. Ils sont en tous points analogues à ceux qu'on voit se développer à la suite d'interventions pratiquées sur le système musculaire de l'œil. Il sont le plus souvent simples, pédiculés; leur surface est régulière et de la même couleur que la conjonctive ; leur consistance est molle; ils sont le siège d'une suppuration parfois assez abondante. Ils ne sont pas douloureux et souvent passent inaperçus auprès du malade. Ils n'offrent aucune gravité : leur ablation après cocaïnisation n'est jamais suivie de récidive. Ils résultent d'une évolution vicieuse de la cicatrisation de la conjonctive, mais ne sont en rien imputables à l'œil artificiel.

2° Les autres, au contraire, sont le fait du port d'une pièce défectueuse (rugosités, bords tranchants, excès de volume) ou trop usée ; ils ne surviennent pas d'emblée et sont précédés de l'ensemble des symptômes de l'inflammation conjonctivale que nous avons décrite. Ils siègent en un point quelconque de la conjonctive, là où l'irritation mécanique est la plus grande, le plus souvent au niveau du cul-de-sac inférieur. Ils sont irréguliers, sessiles, de volume très variable, quelquefois d'aspect villeux et assez nombreux pour envahir complètement la cavité et provoquer l'expulsion de la coque. Leur surface laisse sourdre d'une manière continue un pus abondant, et le malade est autant gêné par cette sécrétion que par la pression qu'exerce l'émail aux points de contact. Ils se reproduisent rapidement après l'ablation, si la cause qui les a fait naître n'est pas supprimée, si on ne remplace pas par une pièce neuve et adéquate la pièce défectueuse ou usée.

Lorsqu'on fait l'examen histologique de ces deux variétés de bourgeons, on voit que leur structure est fort différente.

Les premiers sont exclusivement constitués par du tissu conjonctif ; leur surface est tapissée d'un exsudat fibrineux dans lequel on trouve un plus ou moins grand nombre de leucocytes ; c'est le « tissu de granulation » des auteurs allemands, le « bourgeon charnu » des auteurs français.

Les autres sont entièrement revêtus d'un épithélium pavimenteux stratifié, très épais par places, d'où partent même parfois des travées pleines qui s'enfoncent dans le tissu conjonctif ; ils ont la structure des papillomes muqueux.

A. — Bourgeons charnus proprement dits.
(Planche XXII, fig. 102 et 103.)

Ce sont les vaisseaux qui, comme l'a montré Billroth (1), constituent l'élément essentiel du granulome. Vers le pédicule, on voit sur les coupes des vaisseaux anciens reconnaissables à l'aspect normal de leurs parois ; à mesure qu'on s'approche de la surface, ils deviennent plus rares, et l'on aperçoit de nombreux capillaires néoformés, facilement reconnaissables à leur large diamètre, à leur paroi constituée par une couche unique de cellules endothéliales tuméfiées, d'aspect embryonnaire et présentant souvent des figures karyokinétiques. Ces vaisseaux sont bourrés d'hématies et de leucocytes en grand nombre. Billroth, qui a injecté les vaisseaux de bourgeons charnus cutanés, dont la structure rappelle entièrement ceux que nous étudions, a montré qu'ils formaient de nombreuses anses à convexité périphérique, intriquées les unes dans les autres et largement anastomosées ; cette disposition explique l'aspect des coupes que

(1) Billroth, Pathologie chirurgicale générale. Traduction française, 1878.

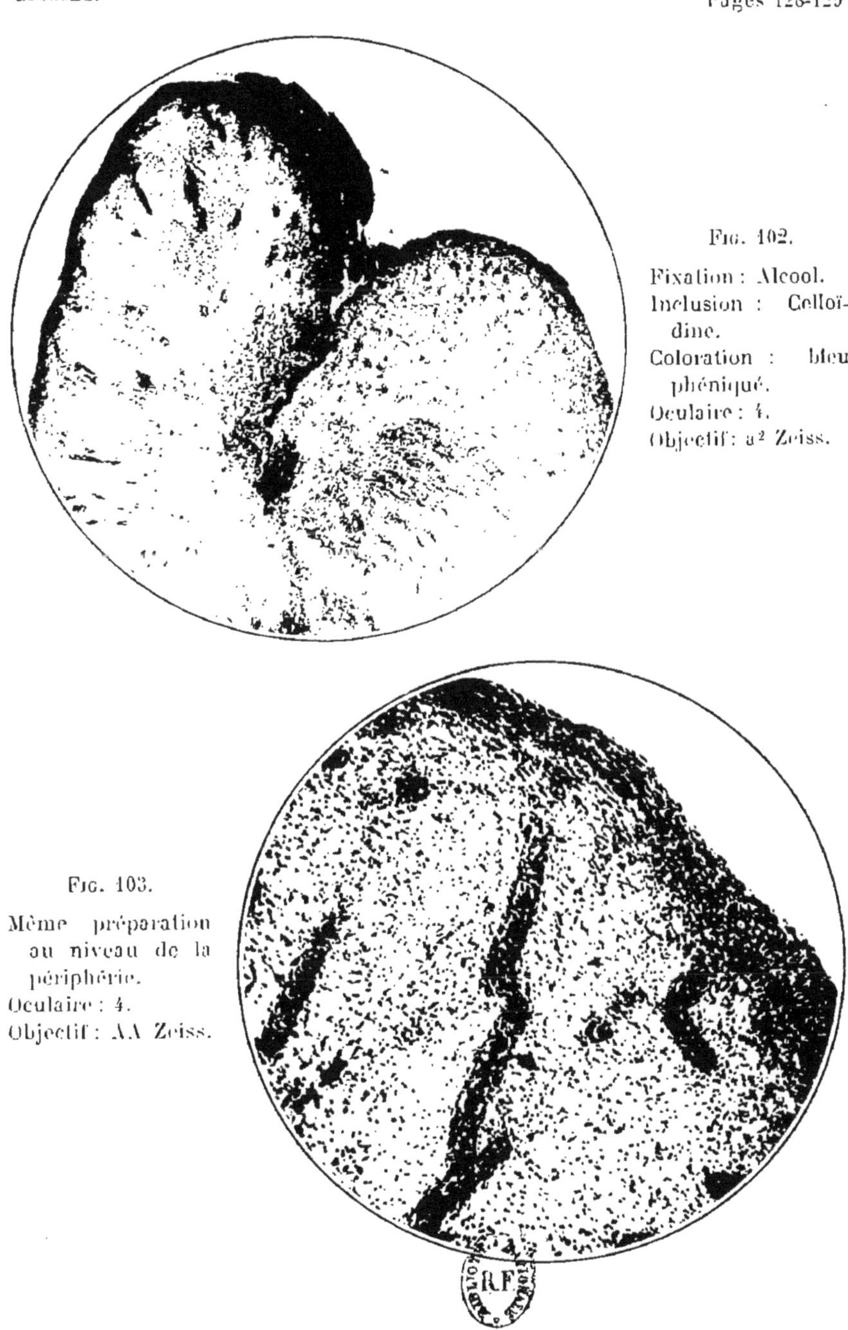

FIG. 102.

Fixation : Alcool.
Inclusion : Celloïdine.
Coloration : bleu phéniqué.
Oculaire : 4.
Objectif : a² Zeiss.

FIG. 103.

Même préparation au niveau de la périphérie.
Oculaire : 4.
Objectif : AA Zeiss.

PLANCHE XXII

COUPE D'UN BOURGEON CHARNU TYPIQUE PRÉLEVÉ SUR LE FOND DE L'ORBITE APRÈS ENUCLÉATION, LE MALADE N'AYANT JAMAIS PORTÉ D'ŒIL ARTIFICIEL

nous avons examinées : les néocapillaires sont intéressés souvent sur une très grande longueur; ils paraissent, pour la plupart, dirigés perpendiculairement à la surface du bourgeon (planche XXII, fig. 103).

Le tissu conjonctif, dans lequel ils sont plongés, varie suivant que les bourgeons sont récents ou anciens : au début, les cellules connectives sont rares ; elles apparaissent isolées sur les coupes, fusiformes ou aplaties, suivant qu'on les voit par leur tranche ou leur surface ; leur noyau est très chromophile. Entre elles, de nombreuses cellules rondes, de type embryonnaire, baignant dans une substance anhiste, riche en mucine (1), donnent au tissu un aspect œdémateux. Progressivement, un grand nombre de cellules embryonnaires poussent des prolongements, ces prolongements s'unissent, et les fibres conjonctives apparaissent. Dans les bourgeons très anciens, un véritable tissu de sclérose se constitue.

Le nombre des leucocytes, dans les bourgeons charnus, est très variable : dans les néocapillaires, ils sont toujours plus nombreux que dans les vaisseaux de même calibre de tissus normaux; mais c'est surtout autour des vaisseaux qu'ils se pressent en amas serrés, semblant parfois leur constituer une véritable gaine lymphoïde. Dans l'épaisseur du tissu interstitiel qu'ils infiltrent, ils peuvent être si nombreux, par places, qu'ils semblent se toucher et masquent la charpente constituée par les fibres et les cellules ; d'autres fois, au contraire, ils sont très distants les uns des autres. L'abondance des leucocytes paraît être en rapport direct avec la suppuration des bourgeons ; si bien que Cornil (2) pense qu'ils « cheminent soit à l'aide de leurs mouvements amiboïdes, soit sous l'influence du courant liquide qui, des capillaires, s'établit dans le bourgeon, jusqu'à sa surface », où leurs débris viennent former les globules du pus.

La surface du bourgeon est constituée par une couche stratifiée plus ou moins épaisse de fibrine, contenant des leuco-

(1) Letulle, L'inflammation. Paris, 1893, p. 91.
(2) Cornil et Ranvier, *Manuel d'histologie pathologique*, Paris, 1901, t. I.

cytes et des hématies. Cette couche, qui se continue directement avec le tissu interstitiel, est bientôt pénétrée par des cellules conjonctives et les anses capillaires de néoformation. L'exsudat fibrineux se produisant sans interruption, le bourgeon s'accroît d'autant; en outre, il pousse des prolongements dans la couche fibrineuse du bourgeon voisin et finit ainsi par se souder à lui. C'est grâce à ce double processus d'accroissement et de coalescence que le bourgeon charnu atteint souvent en quelques semaines un volume relativement considérable.

B. — **Papillomes** (Planche XXIII, fig. 104 et 105.)

Les bourgeons qui affectent le type papillome sont constitués le plus souvent par des papilles du type *composé*.

Le corps papillaire principal donne naissance à un nombre plus ou moins considérable de papilles secondaires et tertiaires, orientées suivant la direction des vaisseaux.

Ceux-ci, contrairement à ceux du tissu de granulation, ont la structure des vaisseaux des tissus normaux; les capillaires présentent par places des dilatations, mais leur endothélium n'affecte nulle part le type embryonnaire. Ils plongent dans du tissu conjonctif adulte, riche en cellules et en fibres, dans lequel l'infiltration leucocytaire est souvent fort réduite. Dans ce tissu conjonctif, on trouve quelquefois emprisonnés des vestiges de follicules pileux et de glandes de Meïbomius, parfois même des acini rappelant la structure des glandes acino-tubuleuses de Krause.

Le revêtement épithélial est constitué par un grand nombre de couches de cellules cubiques, disposées selon le type du corps muqueux de Malpighi. La couche basilaire est formée d'une seule rangée de cellules à protoplasma très chromophile, ce qui leur donne un aspect plus sombre que les assises sus-jacentes. Le noyau des cellules basilaires peut présenter des figures mitosiques; il est généralement situé vers le pôle périphérique de la cellule.

Ces éléments sont séparés du tissu papillaire par une ligne à

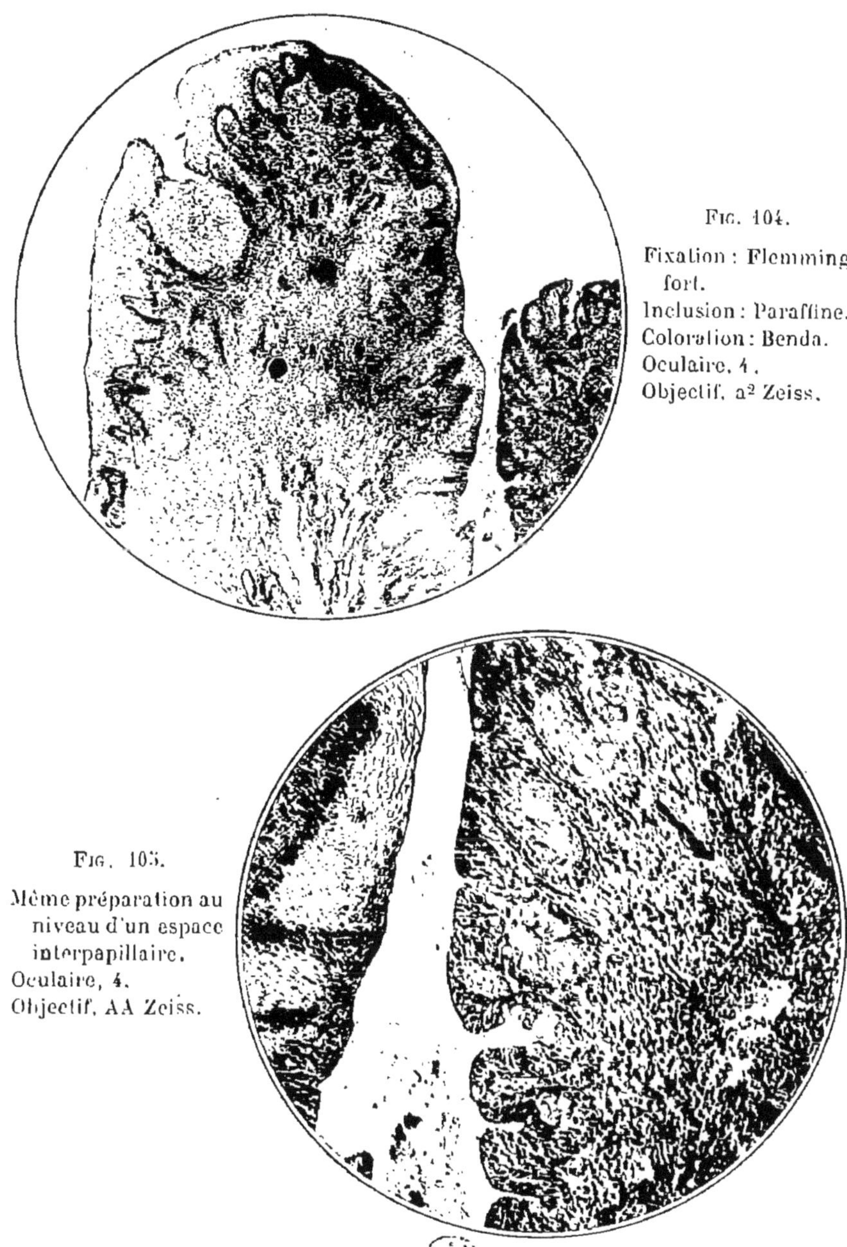

FIG. 104.

Fixation : Flemming fort.
Inclusion : Paraffine.
Coloration : Benda.
Oculaire, 4.
Objectif, a² Zeiss.

FIG. 105.

Même préparation au niveau d'un espace interpapillaire.
Oculaire, 4.
Objectif, AA Zeiss.

PLANCHE XXIII

COUPE D'UN PAPILLOME TYPIQUE, PRÉLEVÉ AU NIVEAU DE LA CONJONCTIVE, AU POINT D'APPLICATION D'UN ŒIL ARTIFICIEL USÉ, CHEZ UN MALADE QUI PORTAIT SA PIÈCE DEPUIS 2 ANS

double contour, véritable basale, parfois difficile à mettre en évidence en certains points. Ils sont reliés par des *filaments d'union* aux cellules sus-jacentes.

Celles-ci, de forme polyédrique, présentent un noyau arrondi contenant un ou deux nucléoles ; elles sont unies entre elles par des filaments qui se tassent par place en faisceaux, pour enclaver un leucocyte mono ou polynucléaire.

Les assises périphériques sont aplaties ; leur noyau est toujours bien apparent sur les coupes que nous avons examinées (Planche XXIII, fig. 105) ; elles ne contiennent nulle part d'éléïdine.

Souvent, dans les couches périphériques, les cellules présentent une grande variété de formes et de dimensions : les unes sont petites et mesurent de 9 à 10 μ ; les autres, plus volumineuses, atteignent 20 à 40 μ et davantage. Elles sont sujettes à diverses modifications nutritives : parfois elles se gonflent et se rapprochent de la forme sphérique, comme si elles étaient imbibées d'un liquide séreux ; le noyau peut prendre l'aspect d'une véritable vésicule, par suite de l'hypertrophie du nucléole ; c'est l'aspect décrit par Virchow dans les épithélioma malpighiens, sous le nom de *cellules physaliphores*. Plus souvent, c'est le protoplasma qui paraît creusé de petites cavités, véritables vésicules sarcodiques.

L'épithélium que nous venons de décrire est loin de former sur les papilles une couche d'épaisseur uniforme : formé de cinq à six assises à certains endroits, il en présente en d'autres points vingt-cinq ou trente et plus. En outre, il pousse parfois des prolongements sous forme de boyaux pleins, qui peuvent s'anastomoser de manière à simuler l'épithélioma cutané à forme tubulée.

Le diagnostic avec le cancer peut être d'autant plus délicat qu'étant donnée la profondeur des culs-de-sac interpapillaires et la diversité de leurs axes la coupe intéresse parfois le fond de ces culs-de-sac, et l'on voit au cœur du tissu conjonctif de petits amas de cellules épithéliales disposées concentriquement ; mais le centre de ces nodules n'est pas formé par des cellules.

Les deux variétés de bourgeons que nous venons de décrire ne sont que deux stades d'évolution d'une cicatrice vicieuse : la plaie de la conjonctive dont la suture n'a pas été faite, bourgeonne, à la manière des plaies des téguments. Au niveau de la plaie, le bourgeon petit à petit se rétracte par sclérose et se recouvre d'épithélium, par le double processus du glissement et de la multiplication cellulaire de l'épithélium voisin, si bien étudié par Ranvier (1) et par Branca (2).

Mais, au niveau des points d'appui d'un œil artificiel défectueux ou usé, un facteur nouveau intervient : l'irritation locale, entretenue par un frottement incessant, modifie la régénération épithéliale ; elle se fait d'une manière exhubérante, et un véritable papillome se constitue.

Les chirurgiens ont souvent noté la formation de l'épithélioma ayant pour point de départ apparent un papillome ; on indique souvent aussi comme cause prédisposante des tumeurs malignes les traumatismes même légers répétés en un même point. Ces deux conditions se trouvent réalisées par les bourgeons de la conjonctive du type papillome ; ce qui explique l'existence des cas cliniques analogues à celui qu'a publié Terrien (3) : cet auteur a vu un petit épithélioma de la grosseur d'un pois, développé à la partie interne de la paupière inférieure, à la suite du frottement occasionné par une pièce défectueuse.

Les bourgeons sont un inconvénient parfois insupportable pour le malade ; ils peuvent avoir, bien que la chose paraisse à la vérité tout à fait exceptionnelle, une évolution maligne : aussi convient-il de ne rien négliger pour les éviter et les faire disparaître une fois constitués, soit en ménageant sur l'œil artificiel des encoches qui suppriment leur contact avec l'émail, soit en les excisant. Mais, le plus souvent, la suppression de la cause qui les a fait naître, la pièce défectueuse ou usée, suffit à les faire

(1) Ranvier, *Arch. d'anat. microsc.*, 1898.

(2) Branca, *Journal de l'anatomie*, 1899.

(3) Terrien, Thérapeutique oculaire (*Actualités médicales*). Paris, 1899, p. 76.

disparaître; leur section constitue un traitement plus radical et plus rapide, mais laisse sur la conjonctive de petites cicatrices qui la rétrécissent d'autant.

5° Brides cicatricielles.

Quand l'état inflammatoire aigu a disparu, il n'est pas rare de constater la présence de brides disposées plus ou moins régulièrement dans la cavité (fig. 104). Ces brides paraissent être le résultat de la coalescence de deux bourgeons charnus en regard.

Elles constituent une sérieuse difficulté pour l'adaptation d'un nouvel œil artificiel : ce dernier devra porter sur ses bords des encoches correspondant aux brides (fig. 13, et planche II, fig. 29).

A moins que le malade s'y refuse, l'oculiste facilitera toujours la besogne de l'oculariste en sectionnant ces brides. Mais il devra, dans ce cas, après la section, suturer les lèvres des plaies conjonctivales pour éviter la formation de nouvelles adhérences.

Si les surfaces cruentées, produites par les avivements, sont trop étendues, la simple suture rétrécirait la cavité dans de trop grandes proportions : il est nécessaire de recourir aux autoplasties.

CHAPITRE XI

RÉTRÉCISSEMENTS DE LA CAVITÉ OCULAIRE RÉFECTION DES CULS-DE-SAC

SOMMAIRE. — Si la rétraction cicatricielle s'accentue, la cavité se réduisant toujours, l'ocularíste ne peut plus lui faire admettre un œil, si petit qu'il soit. Il faut reconstituer cette cavité, procéder à la restauration des culs-de-sac. L'opération consiste toujours dans un large débridement avec recouvrement des surfaces cruentées par des lambeaux.

Ce qui différencie les méthodes, c'est l'origine étrangère ou provenant du sujet lui-même et, dans ce dernier cas, lointaine ou proche, des membranes qui servent à tapisser la néo-cavité. Quand il s'agit d'une autoplastie, les lambeaux peuvent être *libres* (épidermiques, dermo-épidermiques) ou *pédiculés* (lambeaux par glissement, lambeaux par torsion).

L'emploi trop prolongé de pièces volumineuses, dépolies par l'usage ou de tout autre manière, parfois même encroûtées de dépôts calcaires, amène un cortège de symptômes qui, débutant par des troubles infectieux plus ou moins graves, conduit à la formation de bourgeons et de brides qui produisent l'effacement des culs-de-sac, diminuent la capacité orbitaire, jusqu'à former parfois un symblépharon total.

La cavité a, dans ce cas, presqu'entièrement disparu : les culs-de-sac n'existent plus ; le bord ciliaire est accolé au fond de l'orbite et quelquefois aussi au bord ciliaire de la paupière opposée.

Ritterich propose, — et beaucoup d'autres praticiens ont essayé ce procédé, — de sectionner simplement les adhérences palpébrales, de creuser au bistouri des culs-de-sac dans le tissu de l'orbite et de mettre, immédiatement après, un œil artificiel. Rampoldi (1) conseille l'usage d'une boule de verre. Mais alors,

(1) RAMPOLDI, *Annali di Ottalmologia*, 1888, p. 369.

le travail de cicatrisation des tissus sectionnés chasse la pièce ; les surfaces avivées destinées à former les nouveaux culs-de-sac se soudent entre elles, et, quand la guérison est complète, le rétrécissement est quelquefois plus accusé qu'avant l'intervention.

Thillier (1) a tenté avec succès, dit-il, d'interposer entre les deux surfaces avivées un morceau de taffetas de dimensions voulues. Mais, le plus souvent, il faut, après avoir taillé de vastes culs-de-sac au bistouri, empêcher que se produise à nouveau la coalescence de ces surfaces, en y greffant des lambeaux de membrane vivante, destinée à remplacer artificiellement la muqueuse disparue. Ces membranes peuvent être transplantées de l'animal à l'homme (hétéroplastie) ou prise sur le sujet lui-même ou un de ses congénères (autoplastie).

1° Hétéroplasties.

Le choix des auteurs s'est porté sur les tissus les plus variés.

Haltenhoff (2) a employé la peau de grenouille; Wolff (3), Post (4) et Wicherkiewicz (5), la conjonctive de l'œil du lapin; Panas (6), celle du chien.

Ces procédés, même quand les suites opératoires sont bonnes, ne paraissent pas donner des résultats aussi durables que les autoplasties : les lambeaux hétéroplastiques sont plus ou moins rapidement résorbés.

(1) THILLIER, *Journ. des sc. méd. de Lille*, 1898.

(2) HALTENHOFF, Transplantation conjonctivale (*R. de la Suisse romande*, 1885).

(3) WOLFF, Transplantation conjonctivale du lapin à l'homme (*Ann. d'oculistique*, t. LXIX, 1873. — *Archives d'ophtalmologie*, 1890, p. 185).

(4) POST, Transplantation of rabbits conjunctiva for cure of symblepharon (*The med. Rev.*, 1875, p. 203).

(5) WICHERKIEWICZ, *Congrès d'Heidelberg*, 1892, p. 153.

(6) PANAS, *Traité des maladies des yeux*, vol. II, p. 181.

2° Autoplasties.

Pour remplacer la conjonctive, on a essayé de transplanter au niveau des culs-de-sac des lambeaux de muqueuse vaginale (Stellwag) ou de muqueuse labiale (Illing, Landolt), mais, sous le lambeau adhérent et vivant, le travail de rétraction cicatricielle continue, les culs-de-sac deviennent tout à fait insuffisants et ne permettent pas l'usage d'un œil artificiel.

Le tissu qui répond le mieux au but qu'on se propose d'atteindre dans une *syndesmoplastie* est assurément la peau. Cette peau sera séparée primitivement de la région à qui on l'emprunte (lambeaux non pédiculés), ou y restera fixée par un pont (lambeaux pédiculés), qu'il s'agisse de région proche (méthode indienne) ou de région éloignée (méthode italienne).

A. — Lambeaux non pédiculés.

Ces lambeaux doivent être empruntés à des parties saines. Ils peuvent être pris à la peau de la région antéro-interne du bras, de la paupière supérieure du côté opposé (Taylor) (1), de la joue [Dzondi (2) Abadie], de la région épitrochléenne (Panas) ou de la face postérieure du pavillon de l'oreille (Morax). Le lambeau pris à cette dernière région est peu rétractile et se manipule facilement.

Le lambeau peut être *dermique* [Lawson (3), Lefort (4), Wolff (5), Meyer (6), Valude (7), Brun (8), Panas (9)], ou

(1) Taylor, On a new and effect method of treating incurables cases of symblepharon (*Med. Times and Gaz.*, July 1876. — *Arch. d'opht.*, 1890, p. 185).

(2) Dzondi, *Journal de v. Græfe u. Walther*, II, 1818, p. 99.

(3) Lawson, *Lancet*, 19 novembre 1870.

(4) Lefort, *Bull. de la Soc. de chir.*, 1872, p. 39.

(5) Wolff, *Brit. med. Journ.*, 1876.

(6) Meyer, *Revue gén. d'opht.*, 1881.

(7) Valude, *Arch. d'opht.*, 1889.

(8) Brun, Thèses de José et Amorin.

(9) Panas, *Bull. de l'Acad. de méd.*, 1891.

dermo-épithélial [greffe de Thiersch (1), Everbush (2), Ollier (3)].

Il doit être solidement fixé par de nombreux points de suture au niveau de ses bords et par quelques points de capitonnage en son milieu ; l'asepsie doit être rigoureuse ; on doit soigner l'hémostase et débarrasser le champ cruenté de tous les caillots.

Un certain nombre d'auteurs soutiennent les lambeaux par une armature :

C'est May (4) à qui semble revenir la première intervention de ce genre : il recouvre simplement un œil artificiel d'un lambeau de Thiersch.

Lamström (5), Dulén (6), Widmark (7), Axenfeld (8), Hansen-Grut (9) et Abadie (10) ont employé le même procédé avec succès, en se servant de lambeaux cutanés ou épidermiques.

Woodruff (11) emploie comme support une plaque d'étain, et Güllstrand (12) une lame de verre dont les bords sont fondus à la lampe, qu'il enfouit dans le fond du cul-de-sac et qu'il maintient en place par des points de suture passés au travers d'orifices placés sur son bord.

Weeks (13) prend des lambeaux cutanés au bras, les fixe en leur milieu par une série de trois anses qu'il attache sur la peau de la joue, après leur avoir fait traverser le périoste du rebord orbitaire inférieur. Il adapte dans la cavité ainsi obtenue une plaque de gutta-percha.

Un procédé qui réussit très bien et que nous avons vu appliquer

(1) THIERSCH, *Berlin. klin. Wochenschr.*, 1874. — *Centralbl. für Chir.*, 1886 et 1888.

(2) EVERBUSH, *Münchener medicinische Wochenschrift*, 1887, nos 1 et 2.

(3) OLLIER, *Comptes Rendus de l'Acad. des Sciences*, 1872.

(4) MAY, *Arch. f. Augenheilkunde*, XL, 1900, p. 358.

(5) LAMSTRÖM, *Clin. opht. du carol. méd. clin. inst.*, 1902-4, p. 33.

(6) DULÉN, cité par LAMSTRÖM.

(7) WIDMARK, cité par LAMSTRÖM.

(8) AXENFELD-NATOMSON, *Klin. Monats. f. Augen.*, XLII, II, 116. 1904.

(9) HANSEN-GRUT, cité par ABADIE.

(10) ABADIE, *Soc. franç d'opht.*, 1903.

(11) WOODRUFF, *Annals of ophtal.*, avril 1903.

(12) A. GULLSTRAND, *Klin. Monats. f. Augen.*, XLIII, 1905.

(13) JOHN-E. WEEKS, Xe *Congrès d'opht.*, Lucerne, 1904.

par le Dr Morax, consiste à monter le ou les lambeaux, — suivant qu'il s'agit de la restauration d'un seul ou des deux culs-de-sac, — la surface avivée en dehors, sur une coque d'émail perforée (fig. 106) ; on peut ainsi fixer les lambeaux à l'aide de fils passés au travers des orifices (fig. 107). Une fois les adhérences sectionnées, on introduit les lambeaux montés sur ce mandrin, et l'on fait une tarsorrhaphie. Les orifices de la coque d'émail permettent de faire, à l'aide d'une seringue d'Anel, des irrigations.

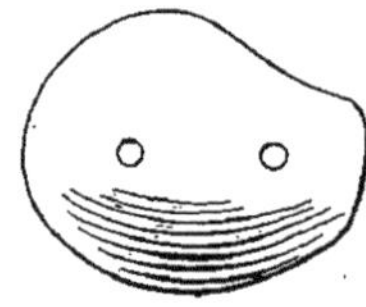

Fig. 106. — Coque d'émail perforée.

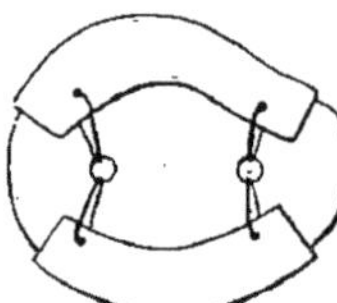

Fig. 107. — Les lambeaux sont montés sur la coque, la surface cruentée en dehors.

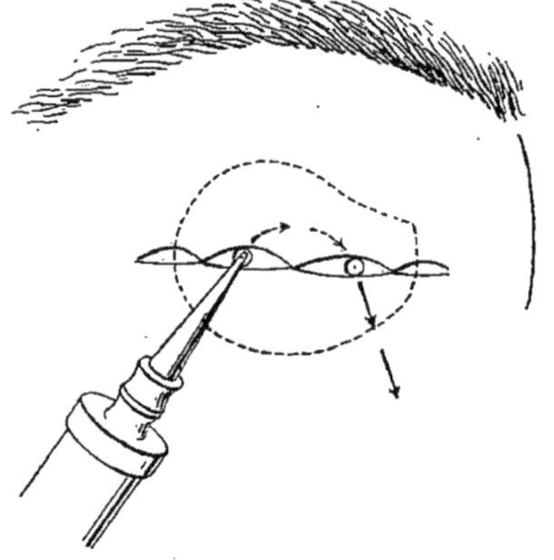

Fig. 108. — Les orifices de la coque permettent le lavage de l'intérieur de la cavité.

antiseptiques à l'intérieur de la cavité (fig. 108), sans sectionner les points de suture des paupières, qu'on laisse en place pendant une huitaine de jours.

Voici deux observations prises dans le service du Dr Morax, à l'hôpital Lariboisière :

Observation I.

C..., Jean, né en 1863.

Le malade a été énucléé de l'œil gauche en 1894 (Périer). Il avait reçu une balle de revolver qui avait pénétré dans l'orbite au niveau de la tempe et s'était arrêtée sur les os du nez. Après l'opération, avant l'usage d'un œil artificiel, on fut obligé de brûler au thermocautère les bourgeons qui s'étaient formés. Un mois et demi après l'intervention, le malade commence à porter un œil artificiel : la première pièce a été brisée au bout de dix mois ; la seconde a été portée un an et demi ; la troisième, quatre ans. — Depuis deux ans le malade ne porte plus de pièce.

État actuel. — Le cul-de-sac supérieur existe encore, très rétréci. Le cul-de-sac inférieur a totalement disparu. Il existe des brides cicatricielles dirigées en tous sens, qui empêchent de voir le fond de la cavité (Pl. XXIV, fig. 109).

17 Juillet 1903. — Opération (M. Morax).

On incise les brides conjonctivales parallèlement au bord de la paupière et à 3 ou 4 millimètres en dedans.

Cette incision est prolongée en arrière de la caroncule, ce qui permet l'introduction de la coque en émail. Cela fait, on excise à la face interne du bras droit un lambeau ovalaire comprenant le derme et l'épiderme. On fait alors son application dans l'incision inférieure, à l'aide de quatre points de suture.

Pour le cul-de-sac supérieur, on enlève derrière l'oreille gauche un lambeau d'étendue moindre et qui cependant se rétracte beaucoup moins. On le place par deux points de suture, après canthotomie externe pour faciliter l'accès de la conjonctive. On réunit les lèvres des plaies cutanées, et on met deux fils sur le bord ciliaire des paupières, de façon à maintenir la coque en place.

27 Juillet 1903. — Les fils ayant été enlevés, le lambeau inférieur forme une saillie arrondie dans la cavité orbitaire et laisse entre lui et la paupière inférieure un sillon suffisant pour recevoir le bord inférieur de la pièce. Le sillon se trouve donc en avant du lambeau transplanté.

Il n'en est pas de même du lambeau supérieur, qui est traversé dans sa partie moyenne par la dépression produite par le bord de la coque.

La cicatrice auriculaire, à peine visible, n'entraîne aucune déformation.

2 Septembre 1903. — Cicatrisation complète ; culs-de-sac suffisants (Planche XXIV, fig. 110).

Après le port de deux pièces provisoires, adaptation de la pièce définitive (Pl. XXIV, fig. 111).

Examen histologique d'une des brides (M. Manouëlian). — Infiltration sous-muqueuse. Muqueuse hypertrophiée, présentant des formes contournées. Ces invaginations épithéliales sont séparées par du tissu conjonctif très délicat, mais très net.

Observation II.

D..., Marie, née en 1883.

Énucléation de l'œil gauche en 1892 (Despagnet) pour buphtalmie survenue à la suite d'un traumatisme reçu à l'âge de trois ans.

La malade a commencé à porter un œil artificiel un an après l'opération : elle ne l'a renouvelé que tous les deux ans. La dernière pièce a même été conservée quatre ans.

Quatre ans seulement après l'opération, les bourgeons ont commencé à envahir l'orbite et n'ont fait qu'augmenter depuis.

3 Mars 1904. — *État actuel* : il n'existe plus de cul-de-sac inférieur ; le cul-de-sac supérieur ne se perçoit plus que sur 1 demi-centimètre en dehors. L'axe antéro-postérieur de la cavité n'a guère que 1 centimètre et demi (Planche XXV, fig. 112).

L'origine du rétrécissement semble résider dans le port de pièces trop grandes et surtout conservées trop longtemps et trop usées. Enfin la malade avoue qu'elle portait son œil la nuit et que, le matin, au réveil, l'orbite était plein de pus.

4 Mars 1904. — Autoplastie (M. Morax).

Incision de la commissure externe pour permettre l'accès facile des culs-de-sac.

Taille de deux lambeaux cutanés à la face postérieure de l'oreille. Incision du cul-de-sac inférieur et application des lambeaux dans la place.

Incision du cul-de-sac supérieur ; application des lambeaux qui sont déprimés par une coque en émail. Suture des paupières.

6 Avril 1904. — Les lambeaux greffés ont bien pris en totalité ; mais il persiste des brides transversales qui gênent la prothèse.

Nouvelle intervention (M. Morax).

Excision sous-conjonctivale des brides. Greffe de deux lambeaux pris à la face interne du bras.

27 Avril 1904. — Excision de la bride de l'angle externe. Lambeau à pédicule pris à la paupière supérieure. Greffe à la paupière inférieure d'un lambeau cutané à pédicule externe. Excision de quelques bourgeons.

6 Juillet 1904. — *État actuel.* — La paupière supérieure présente encore, dans sa moitié externe, un léger gonflement. En écartant les paupières, on se rend compte que les culs-de-sac supérieur et inférieur sont très peu profonds et ne permettent pas l'adaptation d'un œil artificiel.

Nouvelle intervention.

Incision et greffe de Thiersch; suture, sur la coque perforée, de lambeaux cutanés pris à la face interne du bras. Suture des paupières.

15 Juillet 1904. — Ablation des fils.

22 Octobre 1904. — L'écartement entre les deux paupières au niveau de la commissure externe étant trop prononcé, on applique deux points de suture, après avivement de l'angle externe.

29 Mars 1905. — Après avoir porté une série de pièces provisoires de plus en plus grandes, la malade porte depuis trois mois la pièce avec laquelle elle est photographiée (Planche XXV, fig. 113 et 114).

Il est évident que le résultat obtenu est dû à la troisième intervention, qui a consisté à appliquer dans les culs-de-sac des lambeaux montés sur une pièce d'émail jouant le rôle de mandrin.

B. — **Lambeaux pédiculés.**

On emprunte en général les lambeaux pédiculés à la région voisine du cul-de-sac qu'on se propose de refaire.

La méthode italienne, qui se sert d'un lambeau pris au bras qu'on maintient dans un appareil *ad hoc* pour assurer l'immobilité pendant plusieurs jours (quatorze à vingt jours), n'est pas applicable ici; elle semble trop pénible au patient pour la réfection des culs-de-sac; on la réserve à la réfection des paupières.

Les procédés de Lipincott, Harlan (1), Panas (2), Snellen (3) et Dianoux (4) diffèrent peu les uns des autres : ils consistent à tailler à la tempe ou à la joue un lambeau cutané à pédicule, en forme de raquette, à l'introduire dans la cavité orbitaire préalablement disséquée, à travers une boutonnière pratiquée un peu en dehors de la commissure externe, et à le fixer par des sutures contre la face tarsienne de la paupière (fig. 115).

(1) Geo-C. Harlan, *Transactions of the American ophtalmological Society*, vol. V, p. 651, 1890.

(2) Panas, *Traité des maladies des yeux*, t. II, p. 182.

(3) H. Snellen, *Transactions of the American ophl. Society*, X, 1890, p. 207.

(4) Dianoux, *Gazette méd. de Nantes*, 1904.

Quand la nutrition du lambeau est assurée (1), on peut sectionner le pédicule et suturer les lèvres de la boutonnière qui lui a

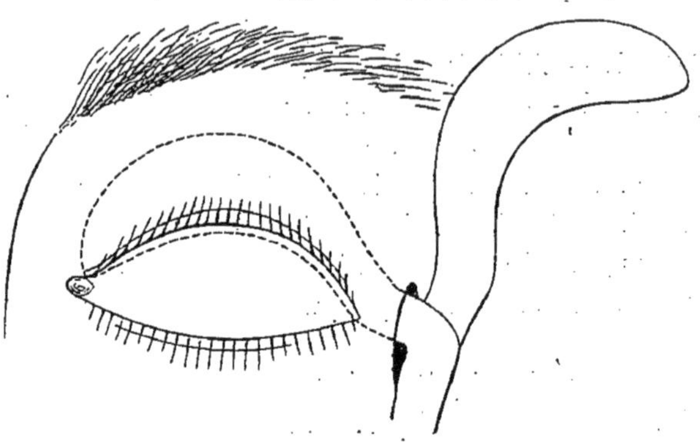

Fig. 115. — Lambeau à pédicule passé au travers d'une boutonnière cutanée.

livré passage, mais cette précaution n'est pas toujours indispensable.

Dans les trois observations suivantes, les malades ont été opérés selon cette méthode dans le service de la clinique ophtalmologique de la Faculté.

Observation III.

F..., Adrien, né en 1876.

L'œil droit a été énucléé en 1884.

Ce n'est que deux ans après l'énucléation qu'il a commencé à porter une pièce : quoique très petite, elle amenait beaucoup d'inflammation et tenait mal dans l'orbite.

En 1901, la cavité s'étant progressivement rétrécie, ne pouvant plus supporter aucune pièce artificielle, et cet état empêchant le malade de trouver de l'ouvrage, ce dernier entre à l'Hôtel-Dieu, où il est opéré par le Dr Terrien (2).

(1) C'est pour rechercher cet avantage d'une bonne nutrition du lambeau que Panas donne la préférence aux pédicules. Il a eu l'occasion d'examiner histologiquement un lambeau non pédiculé transplanté trois mois avant : la peau transplantée, lisse et vernissée, était partout adhérente au tissu cellulaire sous-cutané. Le derme, très réduit d'épaisseur, manquait de papilles, bien que l'épiderme eût conservé sa constitution habituelle. La vascularité du lambeau était relativement pauvre, et nulle part il n'y avait de nerfs. (*Traité des maladies des yeux*, II, p. 176.)

(2) Terrien, *Chirurgie oculaire*, chapitre Symblépharon.

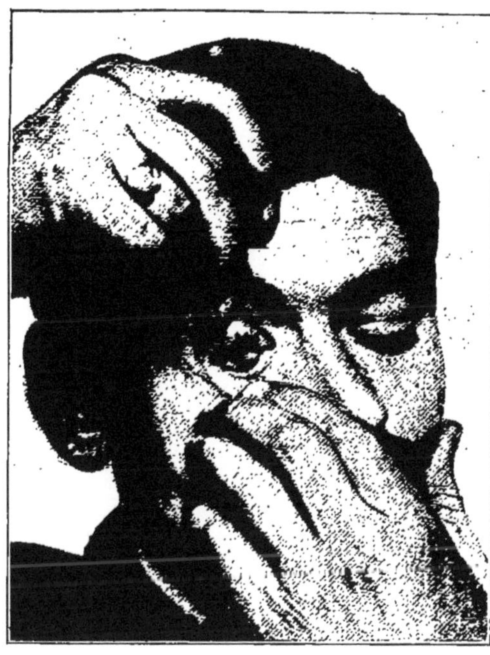

FIG. 116.
La cavité oculaire, quatre ans après l'autoplastie.

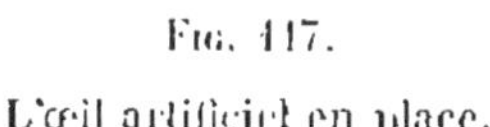

FIG. 117.
L'œil artificiel en place.

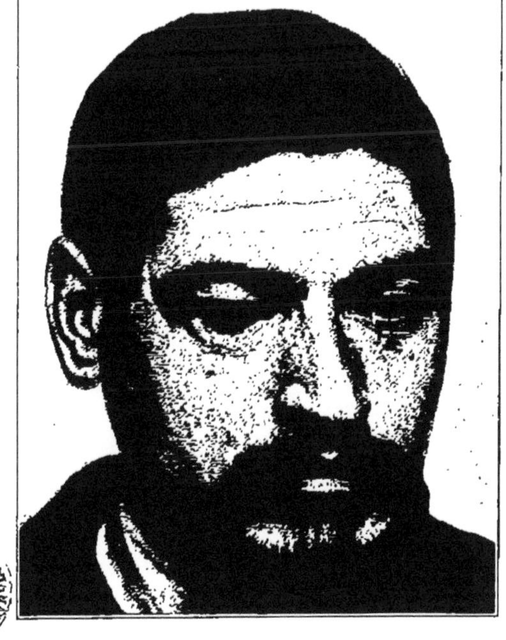

PLANCHE XXVI

AUTOPLASTIE PAR LAMBEAU PÉDICULÉ PASSÉ AU TRAVERS D'UNE BOUTONNIÈRE CUTANÉE (Dr Terrien)

Premier temps. — Le cul-de-sac conjonctival est libéré par une incision longitudinale allant du canthus interne au canthus externe.

Deuxième temps. — Incision verticale de 2 centimètres de hauteur, faite à 1 centimètre en dehors du canthus externe et parallèlement à lui. Puis le bistouri est enfoncé parallèlement au-dessous du petit pont cutané ainsi formé, de manière à former un trajet sous-cutané rejoignant le cul-de-sac.

Troisième temps. — Taille d'un petit lambeau en raquette pris au niveau de la tempe et dont le pédicule vient aboutir à l'extrémité inférieure de l'incision précédente.

Quatrième temps. — Ce lambeau, préalablement disséqué, est alors glissé sous le pont sous-cutané, appliqué dans la profondeur du cul-de-sac conjonctival et les bords du lambeau exactement suturés aux lèvres de la conjonctive.

Un mois après, la base du lambeau est sectionnée.

15 Mars 1905. — Le malade porte un œil artificiel depuis cette intervention. La pièce est renouvelée et agrandie un peu chaque année (Planche XXVI, fig. 116 et 117).

Observation IV.

P..., Anna, née en 1865.

L'œil gauche a été énucléé il y a vingt ans. Depuis ce laps de temps, la malade porte une pièce qu'elle ne renouvelle que lorsqu'elle se brise : elle l'a, dit-elle, changée tous les cinq ou six ans.

7 Février 1905. — Actuellement, le cul-de-sac supérieur est assez profond, mais il ne reste plus trace du cul-de-sac inférieur.

Intervention de M. le prof. De Lapersonne :

Lambeau pédiculé pris à la joue et passé sous un pont cutané situé à 1 demi-centimètre de l'angle externe.

23 Mars 1905. — Le lambeau a pris dans toute son étendue : les cicatrices cutanées sont très légères ; le pédicule s'est effacé et ne fait pas saillie ; mais on peut passer sous le pont cutané une sonde qui ressort dans le cul-de-sac externe.

Le cul-de-sac inférieur est suffisamment étendu, mais il n'est pas assez profond ; on incise le lambeau d'un bout à l'autre dans le sens de la longueur, et on passe par le chef antérieur une anse qu'on fixe à la joue (fig. 113).

Les résultats immédiats sont bons, mais sont trop près de nous pour qu'on puisse donner une opinion définitive.

OBSERVATION V.

G..., Adolphe, né en 1865.

L'œil gauche a été énucléé le 17 septembre 1904 par le Dr Dujardin, à Lille ; le 24 novembre 1903, le malade avait reçu un coup de couteau ayant intéressé la paupière supérieure..

Le port d'un œil artificiel n'est pas possible...

Le cul-de-sac inférieur est peu profond et légèrement ectropionné. Cet ectropion se corrigera sans doute sous l'effet de la pression qu'exercera la pièce artificielle sur le fond du cul-de-sac.

Le cul-de-sac supérieur, dans son tiers interne, est profond de 1 centimètre et demi environ ; mais il a totalement disparu dans ses deux tiers externes. Il existe à ce niveau un symblépharon total, et le bord ciliaire est accolé au fond de l'orbite.

30 Mars 1905. — Intervention de M. le prof. De Lapersonne : autoplastie par lambeau pédiculé pris à la partie externe de la région malaire et introduit dans la cavité par une boutonnière externe et un pont sous-cutané.

17 Avril 1905. — Le lambeau a pris dans toute son étendue ; le cul-de-sac est suffisant (excision d'un bourgeon situé au niveau du bord supérieur du lambeau).

Persistance d'un tunnel sous le pont cutané.

5 Mai 1905. — La cicatrisation est complète.

15 Mai 1905. — Après le port de trois pièces provisoires, on adapte l'œil artificiel définitif. Le résultat esthétique est excellent.

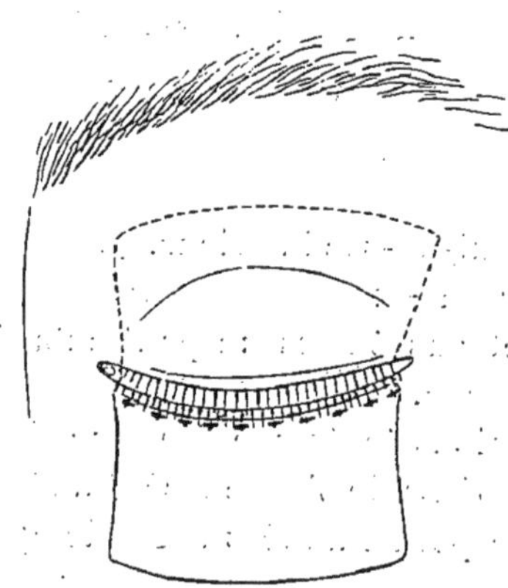

Fig. 118. — Lambeau à large pédicule.

Samelsohn (1), pour obtenir de larges pédicules, plus favorables, d'après lui, dans les symblépharons très étendus, recommande de tailler un lambeau quadrangulaire, musculo-cutané, adhérent au bord libre de la paupière. Il le fixe à la face postérieure de la paupière opposé (fig. 118), et, une fois la prise du lambeau assurée, le sectionne à sa base.

(1) SAMELSOHN, *Congrès de Heidelberg*, 1892, p. 149.

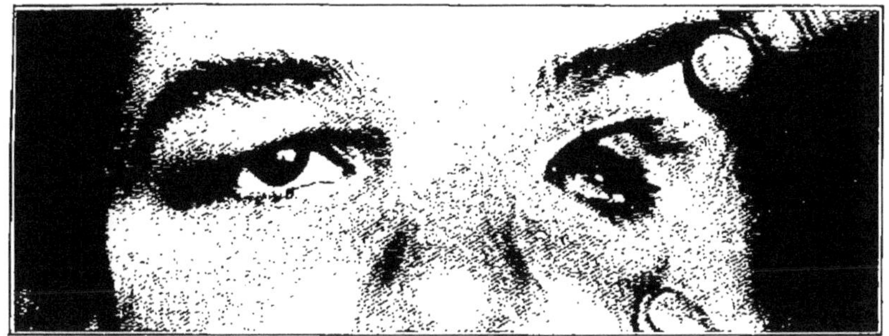

FIG. 119. — Le symblépharon avant l'intervention.

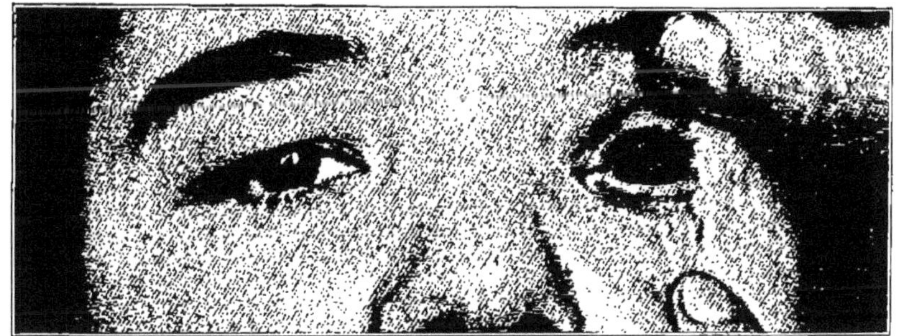

FIG. 120. — La cavité après l'opération.

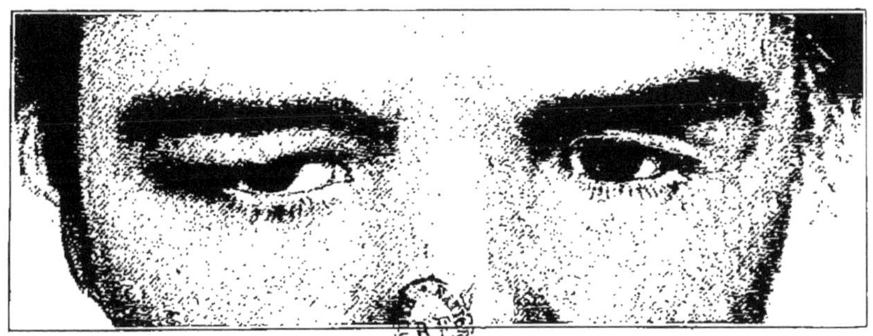

FIG. 121. — L'œil artificiel en place.

PLANCHE XXVII

AUTOPLASTIE PAR LAMBEAU PÉDICULÉ INTRODUIT DANS LA CAVITÉ OCULAIRE APRÈS DÉBRIDEMENT DE L'ANGLE EXTERNE D'APRÈS LE PROCÉDÉ DE M. LE PROFESSEUR DE LAPERSONNE.

Maxwel taille un croissant de peau dans la paupière en le laissant adhérent à ses extrémités et l'introduit à travers une large incision dans le fond du cul-de-sac.

M. le professeur De Lapersonne (1) reproche à ces différents procédés de ne pas donner au chirurgien un espace suffisant pour lui permettre de placer les sutures avec tout le soin désirable.

Il procède de la façon suivante :

Ouvrant très largement l'angle externe, il dissèque, du bord

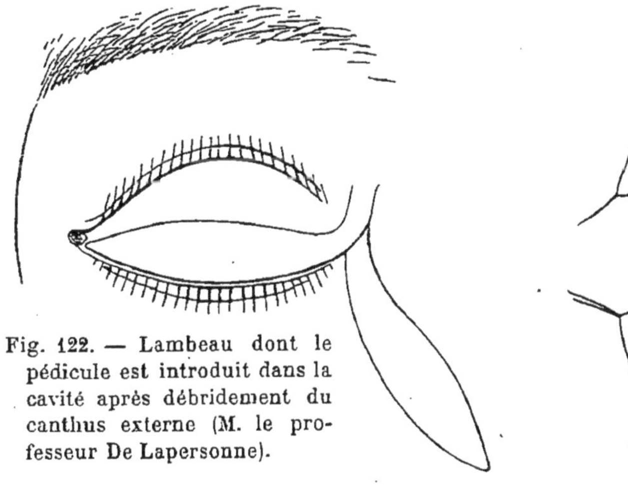

Fig. 122. — Lambeau dont le pédicule est introduit dans la cavité après débridement du canthus externe (M. le professeur De Lapersonne).

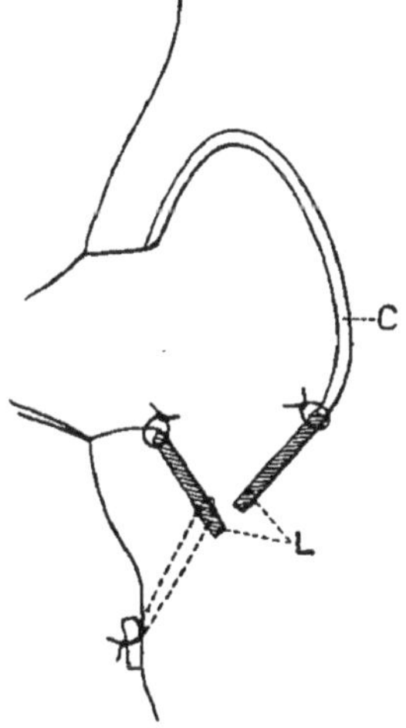

Fig. 123. — Anse destinée à rendre plus profond le cul-de-sac inférieur (M. le professeur De Lapersonne). (L, lambeau. — C, conjonctivite.)

libre vers le fond du cul-de-sac, le tissu cicatriciel de la paupière inférieure par exemple. Sur cette surface cruentée, il applique un large lambeau emprunté à la peau de la paupière inférieure, taillé à la manière des lambeaux de Flicke (2) dans les blépharoplasties (fig. 122).

S'il est nécessaire de faire aussi un cul-de-sac supérieur, dans un second temps, il prend un lambeau à la tempe et ce lambeau est, après torsion, appliqué dans le cul-de-sac supérieur. Plus tard, un avivement rapproche les deux parties très écar-

(1) De Lapersonne, Leçon faite à l'Hôtel-Dieu de Paris, le 30 janvier 1903.

(2) Flicke, Die Lehre von den Augenoper., 1829, p. 264.

tées de l'angle externe et permet de refaire dans une certaine mesure un cul-de-sac externe.

Si, la cicatrisation terminée, le cul-de sac inférieur n'est pas assez profond, on incise le lambeau d'un angle à l'autre, à 3 ou 4 millimètres en arrière du bord libre, et on fixe sur le chef antérieur une anse qui l'attire en bas en venant s'attacher sur la joue (fig. 123).

C'est en somme un procédé de réfection du cul-de-sac inférieur dont nous avons parlé à propos de l'ectropion, dans le chapitre précédent.

Les interventions qu'ont subies ces trois malades ont été faites suivant ce procédé.

Observation VI.

D..., né en 1860.

Le malade a perdu l'œil gauche en 1882 (éclat d'os). Peu de temps après, il fut énucléé par Fano.

De 1882 à 1899, l'œil artificiel fut bien supporté ; mais, à la suite du port trop prolongé d'une pièce, ou du port d'une pièce trop grande, la cavité se remplit de bourgeons, puis de brides verticales, qui, au moment de l'entrée du malade à l'Hôtel-Dieu, réunissaient le cul-de-sac supérieur au cul-de-sac inférieur et ne laissaient au centre de la fente palpébrale qu'une cavité haute de 10 à 12 millimètres, large de 6 millimètres et profonde de 3 millimètres à peine.

5 Octobre 1902. — Intervention du Dr Rochon-Duvigneaud.

Incision horizontale profonde. — Excision des nodosités cicatricielles s'étendant en profondeur. — Prise d'un vaste lambeau cutané emprunté à la face interne du bras (4×5 centimètres). Greffe de ce lambeau dans la cavité obtenue, avec sutures au bord de la cavité et sutures dans le fond par trois points de capitonnage.

24 Janvier 1903. — *État actuel.* — La cicatrisation est complète ; le cul-de-sac supérieur mesure 2 millimètres de profondeur et serait au besoin suffisant pour supporter une pièce d'émail ; mais le cul-de-sac inférieur n'existe pas, et on ne distingue pas le moindre sillon en arrière de la ligne des cils.

Nouvelle opération (M. De Lapersonne).

Lambeau pédiculé pris à la face antérieure de la paupière, ayant toute la longueur de la paupière. Le bord palpébral est passé au-dessous de ce lambeau.

Le lambeau cutané est dirigé en arrière et suturé, d'une part au bord palpébral, et, d'autre part, au fond du cul-de-sac.

15 Février 1903. — Le malade sort de l'hôpital; la prise du lambeau est complète. La cicatrisation est presque terminée, mais on juge bon de ne pas essayer de suite un œil artificiel.

Le malade n'a jamais été revu depuis.

Observation VII.

B..., Celia, domestique, née en 1879.

En 1884, la malade perd l'œil gauche à la suite d'une ophtalmie purulente.

Sans avoir subi aucune opération, grâce à la fonte presque totale du globe oculaire, elle peut porter un œil artificiel en 1898.

De 1898 à 1902, c'est-à-dire pendant quatre ans, elle supporte un œil artificiel, qu'elle remplace trois fois pendant ce laps de temps ; mais peu à peu la cavité s'était rétrécie, les yeux portés étant sans doute trop volumineux ou trop usés et les soins de propreté et d'antisepsie donnés à la cavité étant insuffisants.

Les bourgeons qui étaient apparus furent bientôt remplacés par des brides cicatricielles, et, au début de 1902, il était impossible de faire tenir aucune pièce dans l'orbite.

Un chirurgien fit successivement en avril et en mai 1902 la section de ces brides. Il ne s'ensuivit pas de résultat appréciable.

1er Juillet 1902. — La malade entre à l'Hôtel-Dieu. Ce jour-là, on sectionne les brides de la paupière supérieure, de manière à former une large surface cruentée sur laquelle s'appuiera plus tard le lambeau.

16 Juillet 1902. — Il ne reste plus trace de cette intervention : la cavité oculaire a totalement disparu; elle a été comblée par des brides nombreuses et par un fort bourrelet charnu formant hernie au centre et en avant (Planche XXVII, fig. 119).

17 Juillet 1902. — Intervention de M. De Lapersonne.

Sous le chloroforme : on taille un lambeau dont le pédicule est situé près de l'angle externe, dont le sommet se dirige en haut et en dehors : longueur, 6 centimètres.

Après le débridement de l'angle externe, ce lambeau est retourné et porté à la face interne de la paupière supérieure et maintenu contre sa surface par de nombreuses sutures.

Août 1902. — Intervention de M. le Dr Rochon-Duvigneaud à l'Hôtel-Dieu.

Incision transversale d'un angle à l'autre, très profonde, ayant atteint la graisse orbitaire et faisant trouver les restes du moignon, reconnaissables à la sclérotique et aux pigmentations choroïdiennes. Extraction du moignon. Dans cette fosse profonde, greffe d'un vaste lambeau cutané emprunté à la face interne du bras du même côté et largement dégraissé. Sutures à la soie tout autour des bords de la cavité et quelques points de suture profonds appliqués avec une aiguille en demi-cercle placée en hameçon. Anse de Snellen pour établir un cul-de-sac inférieur.

10 Octobre 1902. — Sphacèle presque totale du lambeau : résultat nul, dû probablement à l'insuffisance de l'hémostase sur la conjonctive.

18 Décembre 1902. — Intervention de M. le prof. De Lapersonne.

Lambeau pédiculé pris à la face antérieure de la paupière inférieure, ayant toute la longueur de cette paupière. Le bord palpébral, comprenant le sol ciliaire, est détaché de dehors en dedans et passé au-dessous de ce lambeau (autoplastie par échange). Le lambeau cutané est dirigé en arrière et suturé, d'une part, au bord palpébral et, d'autre part, au fond du cul-de-sac. Une anse de fil dans le genre e l'anse de Snellen déprime le cul-de-sac inférieur.

23 Décembre 1902. — Avivement pour refaire un angle externe.

26 Janvier 1903. — La dilatation de la cavité ayant été faite pendant un mois grâce à l'adaptation de pièces de plus en plus grandes, l'œil artificiel est mis en place.

La cavité présente le summum de sa hauteur en dehors : la partie externe du cul-de-sac inférieur est profonde de 5 millimètres; la partie correspondante du cul-de-sac supérieur, de 4 millimètres (Planche XXVII, fig. 120).

L'angle interne étant très réduit, le résultat prothétique n'est pas parfait, mais l'œil artificiel tient très solidement Il y a absence totale de larmes (Planche XXVII, fig. 121).

Néanmoins la malade qui avait craint un instant d'être obligée d'abandonner à tout jamais le port d'une pièce prothétique se montre très satisfaite du résultat obtenu. Nous croyons que, si elle pouvait porter un pince-nez muni d'un verre plan à droite et d'un verre concave de 2 ou 3 dioptries à gauche, le résultat serait très bon, les cicatrices laissées par l'opération étant pour ainsi dire nulles.

Quoi qu'il en soit, cette jeune fille peut actuellement continuer sa profession de domestique, chose qu'elle ne pouvait plus faire le jour où elle est entrée à l'hôpital.

Au point de vue social même, cette opération est très intéressante, puisqu'elle a rendu son gagne-pain à une femme que sa difformité faisait refuser partout où elle se présentait.

Observation VIII.

F..., Marius, né en 1880.

Le malade a perdu l'œil en 1883, à la suite d'une ophtalmie purulente. Il n'a subi aucune opération et n'a, jusqu'à présent, jamais porté d'œil artificiel; mais sa profession primitive l'oblige aujourd'hui à en porter un : il était mécanicien et, se voyant refuser, pour sa difformité, l'entrée de toutes les maisons où il se présentait, il a dû provisoirement l'abandonner pour arriver à gagner sa vie.

10 Janvier 1903. — Lors de son entrée à l'Hôtel-Dieu, il reste un petit moignon oculaire très réduit.

Le cul-de-sac supérieur est profond de 3 millimètres, mais la paupière supérieure est très peu élastique et se trouve bridée et tendue entre la commissure interne et la commissure externe. Il n'existe pas de cul-de-sac inférieur.

21 Janvier 1903. — Réfection du cul-de-sac inférieur (M. De Lapersonne). Lambeau pédiculé pris à la face antérieure de la paupière inférieure, ayant toute la longueur de cette paupière. Le bord palpébral est passé au-dessus de ce lambeau. Le lambeau cutané est dirigé en arrière et suturé, d'une part, au bord palpébral et, d'autre part, au fond du cul-de-sac.

17 Février 1903. — Réfection du cul-de-sac supérieur (M. De Lapersonne). Lambeau dont le pédicule est situé près de l'angle externe et dont le sommet se dirige en haut et en dehors. Longueur totale : 6 centimètres.

Après débridement de l'angle externe, ce lambeau est retourné et porté à la face interne de la paupière supérieure. Nombreuses sutures.

23 Février 1904. — Tarsorraphie de l'angle externe.

2 Février 1905. — Avivement de tout l'angle externe.

Lambeau triangulaire à la Tzymanowski pour élever l'angle externe. Tarsorraphie externe.

15 Mars 1905. — Pose de l'œil artificiel de volume très suffisant pour permettre au malade de masquer sa difformité.

Comme on le voit, les procédés ne manquent pas; mais il importe, pour l'obtention de résultats satisfaisants, de ne pas les appliquer au hasard; il faut faire un choix judicieux, chacun des modes opératoires reconnaissant des indications particulières.

Celles-ci seront tirées du degré du rétrécissement, de l'étendue et du siège des adhérences, de l'étroitesse du symblépharon. C'est pour les rétrécissements serrés qu'on aura recours à la transplantation du lambeau; pour les cas extrêmes, la méthode sera améliorée par la large ouverture de l'angle externe.

VU ET APPROUVÉ :

Le Président de la thèse,

DE LAPERSONNE.

VU :

Le Doyen,

DEBOVE.

VU ET PERMIS D'IMPRIMER :

Le Vice-Recteur de l'Académie de Paris,

L. LIARD.

TABLE DES MATIÈRES

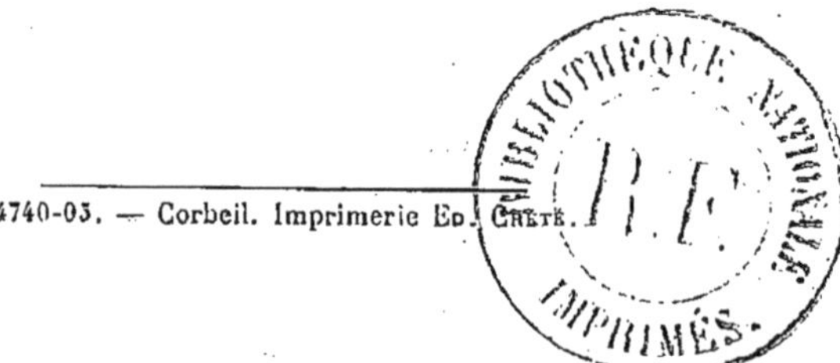

4740-05. — Corbeil. Imprimerie Ed. Crété.

www.ingramcontent.com/pod-product-compliance
Ingram Content Group UK Ltd.
Pitfield, Milton Keynes, MK11 3LW, UK
UKHW012028240726
13965UKWH00002B/640